Exposure Science
Basic Principles and Applications

暴 露 科 学
基本原理与应用

〔美〕Paul Lioy　Clifford Weisel　著

洪峰　钱华　罗鹏　等　译

U0262398

科学出版社

北京

图字：01-2018-39 号

图书在版编目（CIP）数据

暴露科学：基本原理与应用 /（美）保罗·劳埃（Paul Lioy），（美）克利福德·韦塞尔（Clifford Weisel）著；洪峰，钱华，罗鹏等译. —北京：科学出版社，2020.8

书名原文：Exposure Science

ISBN 978-7-03-065745-9

Ⅰ. ①暴⋯　Ⅱ. ①保⋯②克⋯③洪⋯　Ⅲ. ①环境医学－研究

Ⅳ. ① R12

中国版本图书馆 CIP 数据核字（2020）第135731号

责任编辑：丛　楠　周万灏 / 责任校对：何艳萍
责任印制：徐晓晨 / 封面设计：无极视界

科 学 出 版 社 出版
北京东黄城根北街 16 号
邮政编码：100717
http://www.sciencep.com

北京凌奇印刷有限责任公司 印刷
科学出版社发行　各地新华书店经销

*

2020 年 8 月第 一 版　开本：880×1230　1/32
2020 年 12 月第二次印刷　印张：3 5/8
字数：112 000

定价：69.00元
（如有印装质量问题，我社负责调换）

Exposure Science: Basic Principles and Applications, 1st edition

Paul Lioy and Clifford Weisel

ISBN: 9780124201675

Copyright © 2014 Elsevier Inc. All rights reserved.

Authorized Chinese translation published by China Science Publishing & Media Ltd. (Science Press).

《暴露科学：基本原理与应用》（洪峰，钱华，罗鹏等译）

ISBN: 9787030657459

Copyright © Elsevier Inc. and China Science Publishing & Media Ltd. (Science Press). All rights reserved.

This edition of Exposure Science: Basic Principles and Applications is published by China Science Publishing & Media Ltd. (Science Press) under arrangement with ELSEVIER INC.

本版由 ELSEVIER INC. 授权中国科技出版传媒股份有限公司（科学出版社）在中国大陆地区（不包括香港、澳门以及台湾地区）出版发行。

本版仅限在中国大陆地区（不包括香港、澳门以及台湾地区）出版及标价销售。未经许可之出口，视为违反著作权法，将受民事及刑事法律之制裁。

本书封底贴有 Elsevier 防伪标签，无标签者不得销售。

翻译人员名单

洪　峰　贵州医科大学

钱　华　埃克森美孚公司

罗　鹏　贵州医科大学

戎志毅　路博润中国有限公司

殷征宇　沙特基础工业公司

潘雪莉　贵州医科大学

管　娜　雅芳中国公司

曾奇兵　贵州医科大学

黄　梅　巴斯夫中国有限公司

苏　毅　德之馨公司

高仁君　陶氏化学中国公司

韩　雪　贵州医科大学

邹汉军　埃克森美孚中国公司

杨　军　拜尔斯道夫中国公司

沈　敏　陶氏化学中国公司

徐雯婷　陶氏化学中国公司

姚茂琳　贵州医科大学

洪峰，博士，教授，博士生导师，现任贵州医科大学公共卫生学院院长，贵州省优秀青年科技人才。教育部公共卫生与预防医学教学指导委员会委员、中国环境诱变剂学会致癌专业委员会副主任委员、中国毒理学会教育专业委员会常务委员、中国医防整合联盟常务理事、中华医学会地方病分会委员、贵州省预防医学会常务理事、贵州省食品安全专家委员会委员、贵州省卫生标准化技术委员会委员，《环境与职业医学》《中华地方病学杂志》编委及《毒理学》《中国公共卫生》杂志特约审稿人员。从事公共卫生与预防医学教学和科研工作20年。主编、副主编教材/专著8部，参编教材/专著14部。获贵州省高等教育教学成果特等奖1项，贵州省研究生教学成果奖特等奖1项。主持国家重点研发计划课题、国家自然科学基金及省部级科研项目20余项，发表科研论文90余篇。获中华医学科技奖二等奖、贵州省科技进步奖二等奖、贵州省科技进步奖三等奖及第八届贵州省青年科技奖等5项。主要研究领域为环境毒理学、环境与遗传流行病学。

本书献给志在以暴露科学为研究领域的年轻科学家们。希望他们的科学研究为将来解决急性或慢性环境健康问题，或是对预防可能由暴露引起的新问题或是意想不到的结局提供可能。

致　　谢

　　本书作者要感谢暴露科学领域的同行们，他们付出了时间、精力和智慧，为暴露科学的许多研究提供了实质性的内容并取得了大家的认可。我们尤其要感谢 Wayne Ott 和 Lance Wallace 的努力，他们是这个领域的真正开拓者。我们要感谢的人还有很多，他们的名字足以在这本现代暴露科学启蒙读物中额外列满一章。就个人而言，Paul 要感谢几位同事让他的研究旅程变得更为有趣，感谢 Bernard Goldstein 博士（美国匹兹堡大学，名誉退休教授）、Edo Pellizzari 博士（北卡罗来纳三角研究院，退休）、Phillip Landrigan 博士（西奈山医学院）和 Michael Gochfeld 博士（罗格斯大学罗伯特伍德约翰逊医学院）。最后还要感谢 Paul 的家人，特别是 Paul 的妻子 Mary Jean Yonone Lioy 教授一路以来的支持。Clifford 要感谢许多帮助过他的同事，使他对这个新兴的在发展中的领域不断加深理解，特别感谢 Panos Georgopoulos（罗格斯大学罗伯特伍德约翰逊医学院）和 Natalie Freeman（已故）。最后感谢家人的理解和鼓励，包括 Clifford 的妻子 Fern，孩子 Rachel、Mordecai、Adam，父母 Jack 及 Claire。我们还要感谢 Teresa Boutillette、Heather Beckles 和 Linda Everett 女士们对这本书稿的辅助工作。

序

　　暴露科学是研究人与化学性、物理性、生物性污染物的接触方式和特征的有关理论和方法的学科，包括暴露浓度的测量方法、人群暴露行为模式、暴露剂量评价模型等内容。暴露科学是环境健康科学的组成部分，是公共卫生的重要基石。最早的暴露评价可以追溯到19世纪职业安全领域的应用，20世纪七八十年代，随着人们对环境污染问题的日益关注，暴露评价开始逐渐应用于环境健康领域，是环境健康风险评估的重要组成部分，也是决定环境流行病学结果可靠性的关键环节。虽然暴露评价由来已久，但是暴露科学作为一门独立学科被广泛认可的历史却并不久远。2005年，Paul Lioy教授提出了暴露科学的概念；2006年，期刊《暴露评价和环境流行病学》（*Journal of Exposure Analysis and Environmental Epidemiology*，*JESEE*）正式更名为《暴露科学和环境流行病学》（*Journal of Exposure Science and Environmental Epidemiology*，*JESEE*）；2008年，国际暴露评价学会（ISEA）经过了近20年的发展正式更名为国际暴露科学学会（ISES）。2012年，美国科学院提出"面向21世纪的暴露科学"，由Paul Lioy教授与Kirk Smith院士共同领导，这标志着暴露科学已经得到了广泛的认可和关注。

　　Paul Lioy教授和Clifford Weisel教授共同撰写的这本《暴露科学》面世于2014年，是本领域第一部系统性的学术著作。这本书系统描述了暴露科学的发展历程，阐述了暴露科学领域的主要概念、方法、理论、模型和工具，并且通过生动丰富的案例介绍了暴露科学的应用领域。Paul Lioy教授是暴露科学的奠基人之一，他和Clifford Weisel都曾经担任国际暴露科学学会主席，是暴露科学的先驱者和推动人。他们合著的这本书在暴露科学和环境健康风险评估领域的权威性不言而喻。该书适合于公共卫生学、环境科学与工程学及相关学科领域的博士、硕士研究生和本科生等初学者使用，也是从事环境流行病学研究、环境健康风险评价和管理等工作的专业人员的重要参考。

当前中国环境健康问题日益显现，也为暴露科学提出了更多的需求。随着地理信息系统、全球定位系统、遥感技术等的飞速发展及其在暴露评价领域中的应用，随着暴露组学、代谢组学、精准医疗等理念的提出，暴露评价技术方法也在发生着重要的变革，这也为丰富暴露科学的内涵和外延提供了更多的空间。暴露科学的发展需要更多人的共同关注，希望更多的人能够投身于暴露科学的事业！

段小丽

2019 年 12 月 31 日于北京

段小丽（女），教授，博士生导师。北京科技大学能源与环境工程学院副院长，主要从事环境污染的暴露测量与健康风险评估、环境基准与标准研究工作。2005 年博士毕业后在中国环境科学研究院环境污染与科研创新基地从事环境暴露与健康风险研究，其间于 2005～2006 年曾借调国家环境保护总局（2008 年更名为环境保护部，2018 年更名为生态环境部）从事项目管理工作，并分别于 2006 年、2015 年作为访问学者在美国新泽西医科大学环境与职业健康中心、美国杜克大学全球环境健康中心进行学术交流。2016 年 12 月起在北京科技大学能源与环境工程学院工作至今。近年来作为项目负责人主持承担了科技部重大研发计划专项、环保公益行业科研专项、中美科技合作等 20 余项科研项目。"十二五"期间，受环境保护部委托，作为项目负责人主持完成了我国首次"中国人群环境暴露行为模式研究"，并在此基础上编写完成了我国首部《中国人群暴露参数手册》（含成人卷、儿童卷 0～5 岁和儿童卷 6～17 岁），由环境保护部对外发布。迄今为止在国内外学术期刊发表学术论文 100 余篇，主编中英文学术专著 10 余部；组织了"首届暴露参数国际经验交流会议"等有影响力的国际国内学术会议。现为中国环境科学学会环境与健康数据标准与信息共享专家咨询委员会副主任委员、中国毒理学会环境与生态毒理学分会委员，也是世界卫生组织（WHO）《室内空气质量指南》编写专家组成员等。2018 年获国家科技进步奖二等奖。

目　　录

引　言

　　本书旨在帮助读者理解人类暴露科学的起源和基本原理，提供暴露科学的应用实例，并定义其在职业健康和环境健康领域的作用。测定个人和群体的暴露，对于风险表征和理解暴露反应与健康的关系至关重要。然而对暴露概念的理解和暴露工具的应用一直以来都是一项挑战[1]。一些暴露科学基本原理已被用于检测对有毒生物、化学、物理制剂的接触。在本书中，我们还介绍了一些用来表征人体暴露的基础研究设计、监测类型和相关数据。与其他学科相比，暴露科学是一个相对较新的领域，我们将用其与职业健康和环境健康领域中其他学科的关系来定义该学科。我们也会讨论并澄清该领域仍存在的一些混淆。比如Brunekreef在2013年某篇评论中提及的"国际暴露科学学会的最新战略计划中只提到了崇高的目标，却没有关于暴露科学和暴露的定义"[2]。发表这个评论是因为他观察到不同的词典对暴露有不同的定义，该领域的专业人士就至少描述了13种不同的暴露属性，这导致了对暴露科学缺乏一致性的认知。在回顾了大量文献之后，我们在本书中给出了暴露和暴露科学的定义，这有助于将讨论重点重新放在该领域的基本原理上[3-6]。除了讨论用于暴露测定和暴露建模的工具之外，我们还讨论了获取人类行为和活动信息的必要性。这些行为活动信息会显著影响暴露接触的类型和强度。我们希望本书让读者充分了解暴露科学的基本原理及人类暴露强度和时间的测定方法，在该领域打下坚实的基础。

参考文献

[1]　　NRC. Exposure science in the 21st century: a vision and a strategy. Washington, DC: The National

Academies Press; 2012.

[2]   Brunekreef B. Exposure science, the Exposome, and Public Health. Environ Mol Mutagen 2013; 54: 596-598.

[3]   Barr DB. Human exposure science: a field of growing importance. J Exposure Sci Environ Epidemiol 2006; 16: 473.

[4]   Ott WR. Human exposure assessment: the birth of a new science. J Exposure Anal Environ Epidemiol 1995; 5: 449-472.

[5]   Lioy PJ. Assessing total human exposure to contaminants. A multidisciplinary approach. Environ Sci Technol 1990; 24: 938-945.

[6]   Lioy PJ. Exposure science: a view of the past and milestones for the future. Environ Health Perspect 2010; 118: 1081-1090.

1

暴露科学的历史和基础

　　暴露科学（exposure science）的起源可追溯到人们在职业与工业卫生以及放射健康领域使用的一些程序和措施。18世纪，Bernardino Ramazzini在他的著作《工人的疾病》（*De Morbis Artificum Diatriba*）中，最早记录了关于毒性物质人体暴露的一些想法[1]。作为一个内科医生，他专注于诊断工人的疾病，同时了解和记录工人的暴露源，并提供防止暴露的一些简单方法。他的努力和远见虽然领先于他的时代，却在接下来的一个多世纪内没有被广泛认可。Ramazzini主要采用的"观察"这个方法，仍然是现今暴露科学的一个重要部分。他指出，在职业环境下，简单的暴露控制如更好的自然通风和减少工作时间，可以大大降低与有害物质的"接触"。即使是现今，毒性物质暴露产生的有害健康效应也常常在职业环境中首先被观察到。尤其是一些小公司，它们在生产中大量使用毒性物质，而不考虑相关的暴露控制措施。与历史情形相比，现今人们普遍需要用更为复杂的暴露控制和策略，来减少工人和大众与毒性物质的接触和暴露。值得注意的是，在上述所有情形中，关于实际健康影响的严重性和频率的确切定量的认知，对减少、干预或预防毒性物质的暴露并不是必要的。

　　历史上就有一些这样的例子，在暴露信息完全表征前，人们就采取了有效的控制措施来减少暴露。一个经典的例子来自另一个内科医生——John Snow，他在1854年霍乱流行时观察到该病在某类人群中发生率较高，这些人都使用了Golden广场附近Soho的Broad街上一个水井里的水。这些观察直接支持了他五年前发表的研究。Snow设法让社区去掉水泵的手柄，废弃受污染的水井，从而在调查清楚霍乱细菌的生物学分类和疾病发生率之前减少对霍乱细菌的暴露，这是暴露科学原理应用的又一个例子[2]。在当时，他的建议并不被广泛接受。直到 19 世纪末，卫生行业工程师才开始提供将污水系统和供水系统分开的系统。这个在环境管理之前分流处理的方法有效地消除了微生物的暴露路径，防止了水生暴露导致的疾病。

20 世纪初期，职业卫生领域出现了有意义的进展。1908 年，Alice Hamilton 博士因为其所做的开创性工作，被任命为伊利诺伊州职业病委员会（Occupational Disease Commission of Illinois）的主管，这种类型的职位在历史上还是第一次出现。Robert Harris 综述了职业卫生领域在接下来的 20 世纪期间的发展[3]。他最早提出了职业健康暴露限值的概念，定义为阈限值（threshold limit values，TLVs）。此概念由美国政府工业卫生师会议（American Conference of Governmental Industrial Hygienists，ACGIH）于 1945 年发布。1971 年，美国职业安全与健康管理局（Formation of Occupational Safety and Health Administration，OSHA）成立。OHSA 的成立促进了人们对正式的职业暴露标准的采纳，这个标准称为允许暴露限值（permissible exposure limits，PELs）[4]。20 世纪初期，辐射保护标准开始被制定，并在第二次世界大战期间演化为耐受限值（tolerance limits）。到 20 世纪 50 年代，辐射测量仪（如胶片式辐射测量仪）已被普遍使用，并被认为是第一个个人暴露监测器。同时，辐射的生物监测方法也开始被用于评估暴露和健康效应[5,6]。20 世纪 80 年代，ACGIH 发布了生物暴露指数（biological exposure indices，BEIs），随后生物监测在其他职业环境下开始成为常规手段[7]。

1970 年，美国国会制定了《清洁空气法案》（Clean Air Act Amendments）修正案并由尼克松总统签署成为法律，促使了美国国家环境保护局（US Environmental Protection Agency，USEPA）的成立[8]。USEPA 负责应对和解决环境污染问题。该机构开发了法规标准、控制策略，并被授权对一些加强的环境监测项目进行开发。这些环境监测项目遍布全国，包含了室外空气、供水和土壤中的污染物监测。这些监测结果可以用于确定被监测的污染物是否符合法规标准以及用于评估污染的长期变化趋势。其他国家也已经开始或正在开始建立类似的国家监测项目和标准或指南。起初，暴露测量并没有把暴露污染浓度和健康影响联系起来建立环境标准，而是把重点放在环境质量的测量上，当时并没有清晰的科学依据来解释为什么用环境监测而不是暴露表征来制定标准，环境监测网络地点的选择是根据人口分布来设计的[9]。USEPA 最初选择监测的空气污染物（也称为标准污染物）有臭氧（光化学氧化物）、总悬浮颗粒物、二氧化氮、二氧化硫、碳氢化合物和一氧化碳。这些污染物参照《国家环境空气质量标准》（National Ambient Air Quality Standards，NAAQS）。其他直接从各种不同的暴露源排放的，影响人体健康的污染物并没有特定的法规标准。它们之后被标记为危险空气污染物（hazardous air pollutants，HAPs）。还有一些污染物被认为是源排放的替代物或二级反应前体，如碳氢化合物。不幸的是，只监测标准污染物来代表空气污染情况，使我们缺少了对与其他大气毒性物质接触的强度和时间的大量认知。美国和其他国家逐渐开始测量空气里的其他毒性物质。这些物质有水质标准但没有列在空气标准 NAAQS 里，包括苯、甲苯和三氯乙烯。1978 年，铅被加入到标准污染物的清单中，碳氢化合物最终从 NAAQS 中去除。

美国国家环境保护局关于空气污染物的标准文档，对使用环境质量数据还是暴露数据来评估可能的人体健康效应的问题，提供了一些背景知识。这些文档为《国家环境空气质量标准》的水平和形式提供了科学基础。但是它的原始卷仅包括污染物排放、空气质量测量、毒理学和健康影响的章节[10]。直到 20 世纪 90 年代，该文档才增加了一个关于暴露的章节。

随着时间的推移，人们逐渐意识到暴露在环境污染物评估中的必要性，但在监测项目中仍然缺乏暴露表征部分。近年来，人们把重点越来越多地放在测量易感或敏感人群附近的空气污染（风险的"热点区域"）上，但是环境监测网仍然主要用于反映污染物是否符合环境标准及其变化趋势。

在历史上，人们研究的重点都放在如何控制室外空气、水和土壤中大排放量的污染物上，而不是去弄清楚它们是否会导致大量的人体暴露。20世纪70年代后期，美国和欧洲的研究人员证实暴露问题的其中之一是室内空气污染。一些毒性物质只来自室内污染源，如吸烟。但其他一些物质既可能来自室内也可能来自室外污染源的释放。例如，氮氧化物是空气中的氮气与氧气在高温下反应的产物，在室内和室外均会释放。在20世纪70年代，两次能源危机导致绝缘产品使用的增加和家庭与商业环境通风的减少，使得室内空气污染的问题进一步复杂化。在美国，这种情况带来一个意想不到的后果，即一些化学物质，如甲醛，被引入到密封环境中，从而导致急性健康问题。这些因为待在室内而引起不良健康状况的现象，促使人们对该问题进行系统评估研究，其中包括国家科学研究委员会（National Research Council，NRC）发布的针对"室内空气污染"问题的报告[11]。Spengler、Samet和McCarthy撰写了室内空气问题的综述，用了很大篇幅讨论关于对许多物质（如甲醛、氮氧化物、氡和石棉）的暴露问题[12]。

与此同时，科学家开始研究个人对各种污染物的总暴露的问题，并尝试设计可以帮助建立真正暴露-健康影响关系的项目[13,14]。20世纪80年代初进行的总暴露评估方法学（Total Exposure Assessment Methodology，TEAM）项目是第一个探讨这个问题的综合研究[15-17]。TEAM项目用多种方法来评估人体暴露，尝试将室外来源的空气中毒性物质对总暴露的贡献进行定量化。其最重要的发现是，许多毒性物质主要的暴露污染源来自室内，与个人对家居产品的使用与储藏的选择有关。

饮用水供应（包括井水和市政供水）所关注的暴露来源也属于总暴露的问题。起初，水中的污染物暴露问题集中在饮用水上。但是，在淋浴和泡澡中呼吸和皮肤暴露被确认为是水在氯化过程中产生氯仿的主要暴露途径[18]。因此，对污染过的水的公共健康指导从"不能喝"改为"不能用"。在同一时期，人们使用"筛选水平暴露"（screening level exposures）来估算危险废物的污染及清除。这是个合理的方法，但因为一些点暴露估计是建立在不合理的场景之上，如个人在这些场所所待的时间，导致了对潜在暴露和风险的过高估计。一些分析结果则建立在检测出废物后，人们仍在没有控制和没有修复的场所生活70年。这是暴露科学发展过程的一个倒退，因为它忽视了人们的实际行为和暴露情况。美国国家环境保护局开发了蒙特卡洛（Monte Carlo）方法来更好地计算人群暴露，从而改进了这些分析结果。美国国家环境保护局还编写了一本《暴露因子手册》，提供人类活动导致个人暴露和人群暴露模型估算时所需输入的信息。这本手册已经演化成检验人类暴露因素和活动的一个重要工具[19-22]。

1.1 从暴露源到健康效应的连续体：暴露科学的作用

在推动公共健康发展的过程中，暴露科学是环境科学和其他环境健康学科间的科学桥梁。后者包括在实验室用动物或细胞培养基来确定物质的危害性（毒理学）和评估人体暴露-健康效应关系的学科（流行病学或临床研究）。图1.1为从暴露源到健康效应连续体的示意图，该图从20世纪80年代后期起，经历了多次修订或改编[23-25]，反映了暴露科学作为新的工具，其领域日趋发展成熟。多年来人们提出的该连续体的其他版本中的概念也加入到了图1.1中[25-28]。该连续体可以很容易地反映出职业工作环境中的暴露，只需将其左侧换成"职业场所"，右侧换成"职业健康科学"。

暴露科学作为桥梁的需求是基于历史上传统环境科学研究的范畴。传统的环境科学描述毒性物质的来源，以及其在一个或多个介质（空气、水、土壤或食品）中释放、迁移和转化的过程。这些调查研究的领域标示在图1.1左侧。传统的环境健康科学则描述了在身体里产生生物有效剂量时所引发的健康效应过程，如图1.1的右侧所示，包括毒理学的机制研究和采用流行病学或临床实践检验的人体健康效应。连续体的任何一边均不直接探讨人与环境或职业场所中的释放物质是否接触和如何接触的基本问题。暴露科学的研究在两个领域间架起了桥梁联系，明确了人类与环境或职业场所中物质的接触，提供了毒性物质的暴露持续

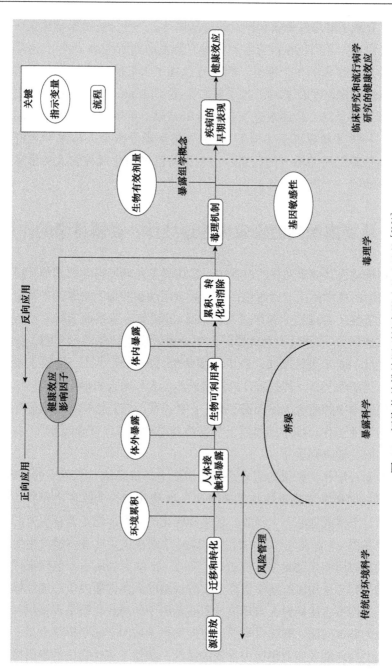

图 1.1　污染物从排放源到健康影响的连续体[23,24]

时间、暴露量的基础及可能导致的健康影响。因此，将污染物的源头与个人的行为和活动可能导致的暴露接触联系起来很重要。暴露科学可以用于暴露预防的研究或法医学的应用。

暴露科学的原理和应用作为一个独立的研究领域直到最近才被认可。这是因为在某些情况下，一些环境质量测量可以成功地替代暴露监测，例如当①毒性物质一旦进入环境介质就会与人体接触，或者②环境测量确实代表了毒性物质通过吸入、摄入和/或经皮肤导致显著暴露接触时。这些情形出现于 20 世纪 60 年代和 70 年代早期，在美国和其他发达国家（如英国），空气、水和土壤的环境污染水平高，在一些情况下明显可见，如灰色的或橙色的烟雾，或是水或土壤上有明显光泽。因此，在 Ramazzini 的时代，可通过定性或定量的环境指示物来识别高浓度污染物的暴露。但是，随着新的产品和化学物质的引入，以及可视环境污染水平出现频率的降低（得益于法规的实施），需要开发新方法来正确地表征和分类这些暴露情况。与此同时，毒理学机制的研究已经确认了一些污染物（如铅、砷、臭氧和细颗粒物）可以在比之前预想低得多的浓度下引起健康的不良效应，并确定了在多个环境中释放的新的毒性污染物的健康影响。因此，仍然需要研究暴露源到健康影响连续体中的每一个部分，来帮助确定暴露的原因和最终影响健康的暴露浓度。图 1.1 的连续体是双向的，从连续体右边或左边收集的代表性数据均可作为起点。暴露评估仍需通过连续体的中部，要理解接触已经发生，或者可能在引发生物效应的时间段内发生。

从环境健康方面来说，一旦毒物接触人体，它将被人体吸收或吸附，并最终可能产生一个生物学有效剂量[29]。当我们关注连续体右侧相关的测量时，也不能忽视连续体的左侧。因为单纯的生物剂量测定会导致暴露途径被严重地错误分类，并会对相关暴露源的表征不充分。只有在一些有限的情形下，人们可以轻松地识别并描述暴露与健康效应之间的清晰关系，如罐车释放出来的氯气或者水体上的浮油。

用来了解暴露已经发生的一个方法是测量与暴露相关的体内化合物或代谢物，这些被测量的物质称为生物标记物。作为国家健康和营养检验调查（National Health and Nutritional Examination Survey，NHANES）的一部分，美国疾病预防控制中心（Center of Disease Control，CDC）在20世纪90年代发布了第一个人体中毒性物质水平的国家报告，从此生物标记物在暴露科学和环境健康中的地位和作用成为讨论的话题[30]。NHANES可以持续地提供非常好的随时间变化的生物标记物水平的数据集。这些数据被用来检验100多个化学物质在人体内的暴露水平及其随时间变化的趋势。美国各个州和世界其他国家也建立了类似的项目[30]。我们生活在一个"化学世界"里，通过暴露接触的毒性物质会进入我们的体内，但它们可能还没有达到在健康层面上需要被关注的水平。当它们达到这个水平时（如血液中的铅或尿液中的有机磷农药代谢物超标），我们需要找到暴露污染源并确定重要的暴露途径，从而可以在后续降低暴露水平，保护公共健康。如图1.1所示，人们需要开发风险管理策略，来确定如何最好地减少或消除与一个或多个暴露途径相关的污染物。

公众和新闻界看了CDC对生物标记物水平的总结后会问："什么导致了暴露？""如果暴露显著，我们该如何降低它？"因此，要将测得的生物标记物水平与风险管理方案联系起来，就需要收集暴露的外部测量信息，如监测个人或人群活动和行为模式的数据。由于工人可直接穿戴个人防护设备（personal protective equipment，PPE），工厂可用毒性更低的物质取代目前的毒性物质或增加过程通风措施，所以评估或随后减少与工作相关的暴露通常更为直接。但这些保护措施对普通人群并不适用，除非在极端情况下，PPE才会在有限的时间内被使用。

减少环境中的暴露可以通过消除或降低暴露源对该物质或副产品的释放、改变产品配方或改变人们的行为习惯来实现（如图1.1所示）。在这个过程中，暴露科学的方法学也可以为教育大众了解所处的环境提供所需的信息。

人们希望的建立毒性物质和人体健康之间因果关系的科学探究已经进行很多年了。如上所述，这些通常始于在高暴露的职业环境中观察到的较严重的健康效应或症状，进而对其原因进行研究。在整个20世纪，大多数情况下，对于商业用的化学物质的毒理学研究推动了这类探究。政府、工业界和学术界主要采用动物模型和现今的体外技术来研究其因果关系和作用机理。在最好的情况下，它们可以外推到"人类"，但是在很多情形下仅限于描述物质的危害性。在没有定量暴露的研究下，危害可能被解读为风险，而危害充其量只能代表不完整的风险评估。暴露表征是风险评估的两个基本要素之一，并进一步被用于提供有效的风险管理措施来降低暴露风险。

1.2　法规和暴露科学

在 20 世纪中期，为了更好地理解工作场所职业暴露评估，人们开发了用于监测毒性气体和颗粒物的个人监测器和室内空气监测器。ACGIH 开始并持续每年公布释放到工作场所空气中的许多毒性物质的 TLVs，工厂以自愿原则来控制毒性物质在工作场所的暴露水平[7]。TLVs 是基于已有毒理学数据开发的，这些数据会根据新的毒理学研究和工作场所相关的流行病学研究更新。TLVs 已经被用来作为建立 PELs 的基础，而 PELs 被美国职业安全与健康管理局（OSHA）作为美国工作场所的暴露标准[4]。很明显暴露表征或评估是整个成果的一部分，但是它最多被认为是一个应用科学或工程学，即工业卫生学。因为遇到的很多问题主要与在工作场所发现的非常高浓度的单个毒性物质有关，所以这样的误解也是可以理解的。随着时间的推移，人们制定标准和指南时，开始考虑毒性物质对敏感工作人群（如孕龄妇女）的影响。

在缺乏消除或替代毒性物质的方法时，用于减少暴露的控制措施包括两个非常重要的方面：通风和 PPE，即对呼吸（如戴呼吸器）或身体（如戴手套）进行防护。它们都是通过减少在工作场所与污染物的接触来减少暴露。但是，在生产铅和石棉的工厂，毒性物质会随着衣物被工人带回家。从而这些物质会通过多种途径与家中的配偶或儿童接触，进入他们体内，引起潜在的严重健康问题。

20 世纪 70 年代，美国颁布了清洁空气法、清洁水法、职业健康与安全法和采矿安全法。这些法律的颁布推进了联邦法规的发展和实施，控制了毒性物质在职业和社区环境中的释放。每个法案都有很多相关的法规，还包括一些对毒性物质释放进入环境和清理的法律的增补和修订。《综合环境反应、赔偿与责任法》（Comprehensive Environmental Response, Compensation, and Liability Act, CERCLA，又叫"超级基金"）就是对分布于全美国各处的危险废物进行控制或修复，并且确定超级基金对应的污染场址。

EPA 和 OSHA 执行这些法律及相关法规，他们或其他一些机构会开展或资助必要的研究来支持法律。尽管对于标准污染物（也就是由 EPA 制定的 NAAQS 内的物质）的监测是充分的，但是在特定的室外情形下，通过上述环境空气监测并不能得出人体接触和暴露的总量[8]。我们仍旧缺乏对消费者使用产品或室内环境空气污染的综合法规，而个人的活动或待在室内环境中可能会导致最高暴露的发生（图 1.2）。消费品安全委员会（Consumer Product Safety Commission, CPSC）试图处理使用消费品产生的毒性物质暴露问题，而食品药品管理局（Food and Drug Administration, FDA）主要控制毒性物质在食物中的允许水平。例如，使用无排放气管或排放气不足的炉子和其他在室内用于加热的燃烧源，会导致室内一氧化碳水平高于它在室外的允许值。为了阻止其毒性效应，我们现在在室内配置了一氧化碳监测器来警示潜在的一氧化碳暴露。

室外的浓度和标准不能充分地反映暴露和潜在的有害健康效应的第二个例子是甲醛。甲醛是一个呼吸道的刺激物和致癌物。甲醛多由室外燃烧过程排放，包括使用含氧基燃油的汽车，或者在室外空气中由化学物质遇阳光产生反应形成，它也可以从室内用的密封材料中释放出来，导致室内空气的甲醛浓度比室外更高[31]。室内污染源是空气中毒性物质通过吸入暴露的主要贡献者，然而其严重性直到 2005～2006 年人们经历了一个教训才被意识到。在 Katrina 飓风经过之后，美国联邦应急管理局（Federal Emergency Management Agency, FEMA）将飓风的受害者置于充满高浓度甲醛的拖车里，引发了许多健康相关的投诉。显然，我们需要了解总暴露而不仅仅是了解周边环境中 HAPs 的暴露。在欧盟,《化学品注册、评估、授权和限制法规》(REACH)要求所有在欧盟生产和向欧盟进口的超过10吨的化学物质进行注册,并评估它们对人体健康和环境的影响。化学品注册的一部分内容就是开展暴露评估,并考虑含有该化学物质的产品如何通过所有的暴露途径产生暴露[32]。

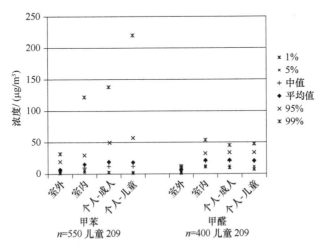

图1.2　个人、室内和室外样品中甲苯和甲醛的浓度比较

甲苯和甲醛浓度比较图(图1.2)的数据是在研究室内、室外和个人暴露的空气关系[33]的基础上收集的,它表明平均浓度和最高浓度出现在个人和室内空气样品中,而不是室外空气样品。对数据的更详细分析表明,甲苯的个人暴露超过了室内暴露,而对于甲醛,这两个的暴露是类似的。这说明,对于甲醛,室内暴露源主导了吸入暴露量;对于甲苯,除了强的室内暴露源和室外贡献外,还有其他重要的暴露源,包括在开车时、在服务站和在吸烟发生的地方受到的甲苯暴露。因此,靠近人群和室内的这些暴露源会极大增加甲苯的个人暴露量,超出了仅根据室外空气做出的暴露估计。

1.3　暴露科学相关的活动和风险评估

20世纪80年代,随着风险评估作为确定危险废物问题优先顺序的一个工具出现，现代暴露科学开始正式被使用^[34-36]。暴露评估的结果被作为一个简单的数据分析工具，提供筛选范围，并根据引起人体健康效应的"潜在性"来确定毒性物质在废弃场所的重要性。它是风险评估方程的一个部分，可以用于支持"风险＝暴露 × 危害"的简单计算。一个物质的暴露和危害的确定与其导致的健康效应高度相关。在所有的案例中，最终患癌症和未患癌症者的平均暴露时间不同，因此确定风险必须测定或估算暴露。很多政府文档规定了如何一步步地用数据和变量来估计暴露和人体负荷，得到的浓度通常以 mg/（单位体重·d）作为单位。它们可以用来比较进入体内的每个暴露途径的暴露贡献。在这些分析中用到的暴露和人体负荷的基本单位参见表 1.1。风险计算有很多假设，导致在估算可能的健康效应的风险时有很大的不确定性。特别是用于危险物废弃场所风险评估的"筛选"暴露估算的假设，其并不适用于其他的暴露情况评估。在危险物废弃场所，风险评估指南假设人在没有清理和修复的场所生活和工作，其终身潜在接触到的最大暴露，而不是实际接触的暴露。尽管这种评估方式可能对大众提供最大的保护，但是并不能满足风险评估研究或公共健康应用的实际需求。筛选估算仅代表了潜在的"实际"暴露，但是在提供需要确定清除策略的修复研究中用途有限。

表 1.1　用于表征外部和内部暴露的单位示例

变量	单位示例	
介质中的浓度	mg/kg	（食品）
	mg/L 或 μg/L	（水）
	μg/m^3 和纤维数量 /m^3	（空气）
	mg/100cm^2	（污染的表面）
	mg/g 或 %	（消费品中的质量分数）
时间增量	min、h、d、年、70 年（终身）	
摄入速率	1/d	
	1/h	

续表

变量	单位示例
摄入速率	每天（或每餐）摄入量：mg/kg 体重
	每小时吸入量：mg/h
	每分钟皮肤接触摄入量：mg/min
可吸收的量（潜在剂量）	总吸入量：mg
	每千克体重吸入量：mg/kg 体重
	总摄入量：mg
	每千克体重摄入量：mg/kg 体重
	总皮肤上的量：mg
	单位皮肤上的量：mg/cm² 皮肤面积
	注射的或植入量：mg/kg 体重
身体组织中的浓度	μg/ml 血液，纤维数 /ml 肺组织
身体负荷	骨骼中的量：μg（示例）
器官中的量	肝脏中的量：mg（示例）

1996 年，《食品质量保护法》（Food Quality Protection Act）提出了一个替代方法：通过表征多个化合物并将其多个暴露途径汇总起来表征总暴露[34]。20 世纪 90 年代起，暴露科学开始要求估算总暴露，并得到 USEPA 编纂的暴露信息的支持，类似的总暴露评估的要求也在很多州实行。

1991 年，美国国家科学院的《空气污染物的人体暴露评估》（*Human Exposure Assessment for Airborne Pollutants*）报告里就提到了确定暴露科学的一些早期概念，其中首次确定了研究需求并设定了未来领域的基调[35]。同时，科学杂志《暴露科学和环境流行病学》（*Journal of Exposure Science and Environmental Epidemiology*）开始发行，科学社团"国际暴露科学协会"（International Society of Exposure Science）（两者之前均使用"科学分析"作为名字）成立。这两者都继续帮助确定了暴露科学这个新的领域[23,26,35,37]。

参考文献

[1] Ramazzini B. Diseases of workers. New York, NY: Hafner Pub. Co.; 1964.

[2] Halliday S. The great stink of London, Sir Joseph Bazalgette and the cleansing of the victorian metropolis. Stroud, Gloucestershire: History Press, Sutton Publishing; 2009.

[3] Harris RL. The wheel of change. J Expo Anal Environ Epidemiol 1994; 4: 413-425.

[4] OSHA.＜www.osha.gov/dsg/topics/pel＞; 2013 [accessed October 2013].

[5] Inkret WC, Meinhold CB, Taschner JC. A brief history of radiation. Los Alamos Sci 1995; 23: 116-123.

[6] ICRP. P103: the 2007 recommendations of the international commission on radiological protection. ICRP 2007; 37: 1-332.

[7] ACGIH. TLVs and BEIs, Cincinnati, OH: 2013.

[8] US Congress. Clean Air Amendments of 1970. Public Law 91-604, 1970.

[9] Ott WR. Development of criteria for siting air monitoring stations. J Air Pollut Control Assoc 1977; 27: 543-547.

[10] US EPA. Air quality criteria for particulate matter. Washington, DC: U.S. Environmental Protection; 1969.

[11] NRC. Indoor pollutants. Washington, DC: The National Academies Press; 1981.

[12] Spengler J, Samet JM, McCarthy JF. Indoor air quality handbook. New York, NY: McGraw Hill; 2000.

[13] Smith KR. Total exposure assessment: part 1, implications for the U.S. Environment 1988; 30: 33-38 [10-5].

[14] Smith KR. Total exposure assesment: part 2, implications for developing countries. Environment 1988; 30: 16-20 8-35.

[15] Wallace LA, Pellizzari ED, Hartwell TD, Sparacino CM, Sheldon L, Zelon H. Personal exposures, indoor-outdoor relationships, and breath levels of toxic air pollutants measured for 355 persons in New Jersey. Atmos Environ 1985; 19: 1651-1661.

[16] Wallace LA, Pellizzari ED, Hartwell TD, Sparacino C, Whitmore R, Sheldon L, et al. The TEAM(Total Exposure Assessment Methodology) study: personal exposures to toxic substances in air, drinking water, and breath of 400 residents of New Jersey, North Carolina, and North Dakota. Environ Res 1987; 43: 290-307.

[17] Wallace LA. Major sources of benzene exposure. Environ Health Perspect 1989; 82: 165-169.

[18] Jo WK, Weisel CP, Lioy PJ. Routes of chloroform exposure and body burden from showering with chlorinated tap water. Risk Anal 1990; 10: 575-580.

[19] US EPA. Exposure factors handbook, EPA/600/P-95/002Fa, b, c. Washington, DC: U.S. Environmental Protection Agency; 1997.

[20] US EPA. Exposure factors handbook, EPA/600/R-09/052F. Washington, DC: U.S. Environmental Protection Agency; 2001.

[21] US EPA. Highlights of the exposure factors handbook, EPA/600/R-10/030. Washington, DC: U.S. Environmental Protection Agency; 2011.

[22] US EPA. Exposure factors handbook, EPA/600/R-09/052F. Washington, DC: U.S. Environmental Protection Agency; 2011.

[23] Lioy PJ. Assessing total human exposure to contaminants. A multidisciplinary approach. Environ Sci Tech 1990; 24: 938-945.

[24] Lioy PJ. Exposure science: a view of the past and milestones for the future. Environ Health Perspect 2010; 118: 1081-1090.

[25] Ott W, Steinemann AC, Wallace LA. Exposure analysis. Boca Raton, FL: CRC Taylor & Francis; 2007.

[26] NRC. Exposure science in the 21st century: a vision and a strategy. Washington, DC: The National Academies Press; 2012.

[27] Ott WR. Human exposure assessment: the birth of a new science. J Expo Anal Environ Epidemiol 1995; 5: 449-472.

[28] US EPA. A conceptual framework for U.S. EPA's National Exposure Research Laboratory, EPA/000/R-09/003. Washington, DC: U.S. Environmental Protection Agency; 2009.

[29] Klaassen C. Casarett & Doull's toxicology: the basic science of poisons. 8th ed. New York, NY: McGraw Hill Professional; 2013.

[30] CDC. Third national report on human exposure to environmental chemicals executive summary. Atlanta, GA: Department of Health and Human Services, Centers for Disease Control and Prevention; 2005.

[31] Zhang J, Lioy PJ. Characteristics of aldehydes: concentrations, sources, and exposures for indoor and outdoor residential microenvironments. Environ Sci Technol 1994; 28: 146-152.

[32] The European Parliament and the Council of the European Union. 2006. Regulation(EC)No 1907/2006 of the European Parliament and of the Council of 18 December 2006: Official Journal of the European Union.

[33] Weisel CP, Zhang J, Turpin B, Morandi M, Colome S, Stock TH, et al. Relationship of Indoor, Outdoor and Personal Air(RIOPA)study: study design, methods and quality assurance/control results. J Expo Anal Environ Epidemiol 2005; 123-137.

[34] NRC. Risk assessment in the federal government: managing the process. Washington, DC: The National Academies Press; 1983.

[35] NRC. Human exposure assessment for airborne pollutants: advances and opportunities. Washington, DC: The National Academies Press; 1991.

[36] NRC. Human biomonitoring for environmental chemicals. Washington, DC: The National Academies Press; 2006.

[37] Lioy PJ. The 1998 ISEA Wesolowski award lecture—exposure analysis: reflections on its growth and aspirations for its future. J Expo Anal Environ Epidemiol 1999; 9: 273-281.

2

暴露科学的定义与数学表达

暴露科学是一门与人相关的科学，其定义为：

暴露科学是研究人体与环境中化学、物理或生物因素接触，并对由暴露引起的有害健康的或通过暴露控制来预防有害健康效应的机制和动态变化理解的进阶科学。

这个定义由一些研究暴露的科学家经过一系列深度讨论后提出，并于 2006 年发表在《暴露科学和环境流行病学》（*Exposure Science and Environmental Epidemiology*）杂志上[1]。

然而，要了解这门学科的核心原则，必须从 20 世纪 80 年代由 Ott、Steinemann 和 Wallace 首次提出的暴露科学定义开始[2]：

暴露是人体通过身体边界（鼻、皮肤或口腔）与环境中一定浓度的物质在一段时间内的接触。

现在，根据该领域的发展和最近美国国家科学研究委员会（NRC）的报告，我们将暴露科学的定义扩展为：

人体通过身体边界（鼻、皮肤或口腔）与环境中一定浓度的物质在一段时间内的接触，物质穿过边界进入体内，形成了潜在的生物有效剂量[3]。

扩展定义的原因是我们认识到生物标记物是暴露科学一个不可缺少的组成部分；这也会在以后的章节中体现得更加清楚，因为使用生物标记物有助于建立与暴露相关的各因素之间的一致性。

这里需要重申一点，暴露科学及其在一系列环境健康相关领域中应用的关键，是需要确定人和毒性物质之间的"接触"是否已经发生或是否可能发生，以及与该毒性物质接触的风险。上述原则简单来说就是，没有人体与毒性物质的接触或潜在接触，就没有暴露，因此也就没有任何毒性物质会到达身体的某个器官或系统。在 16 世纪，Paracelsus 指出，"剂量使一个物质成为毒物"[4]。为了用它来解决环境和职业健康的问题，Lioy 进一步将其拓展为"暴露决定了剂量，而剂量使一个物质成为毒物"[5]。这是一个重要的补充，因为它明晰了暴露科学在联系环境中存在的物质与该物质能引发人体危害之间的桥梁作用。在暴露发生并可能造成危害之前，需要确定是否接触或可能接触到物质，这对研究者和其他人都是一个挑战。

然而，接触及发生的暴露可能是好的，也可能是坏的。例如，我们每天之所以能生存，是源于通过呼吸道的（吸入暴露）持续接触暴露于氧气，从而通过肺为循环系统分配并提供足够剂量的氧。相反，与氯气或氰化物的短期吸入接触，暴露后的生物有效剂量足以引起严重的呼吸系统效应。如果这些化合物的暴露剂量在短时间内足够高，还有可能导致死亡。这两个例子也涉及上文提到的暴露的主要变量，即暴露时间或持续时间以及浓度。每一个变量又与一个化学物质或其他物质的毒性紧密联系在一起。暴露和毒性一起决定了不良健康效应的可能性；因此，我们强调使用生物有效剂量作为暴露于毒性物质的终点[6,7]。对于所研究的毒性物质，需要确定人们所处的环境中该物质的浓度分布和范围，以及与物质接触的时间，该接触时间段内的暴露会引发健康效应（有害的或有益的）。因此，我们可以对接触和最终导致暴露的动态过程进行假设，这是环境质量监测与暴露测定所不同的地方。环境取样的平均时间和持续采样时间可能是由与监管标准相关的测量策略所决定的，而不是根据个体与毒性物质接触的地点和方式来确定。量化暴露，并估计或测量生物有效剂量，对于确定风险而言至关重要，例如是什么使一个物质成为毒物。在讨论这一点时，我们将介绍用于描述暴露的数学方程。此外，我们还在附录 A[8] 中提供了本领域中通用的术语表。

2.1 暴露的数学表达

每种途径的暴露（E）估计，都取决于科研项目的设计和模型的模拟（基于科学原理和相应的数学方程）。下面的公式用来定义总暴露或单途径暴露。一般的外暴露可用公式（2.1）和（2.2）表示[9,10]。

$$E = \int_{t_0}^{t_1} C(t)\, dt \qquad (2.1)$$

$$E = \sum_{i=1}^{n} (\Delta C_i \times \Delta t_i) \quad i = 1, \cdots, n \qquad (2.2)$$

公式（2.2）为公式（2.1）的具体操作形式。通常，人们很难对进入人体的每种途径的暴露量获取连续测量值，因为一个人可以在一段时间内穿过无限多个环境。Wayne Ott 把这些离散位置或情况定义为"微环境"[2]。微环境的概念主要应用于吸入暴露。它描述人们一天中在不同的地方，连续不断地通过呼吸的暴露。皮肤接触和经口摄入的暴露则是间歇性的。因此，这些接触可以在微环境中或在有限的活动期间频繁或偶尔发生。

公式（2.1）将 E 表示为与毒性物质接触的浓度 $C(t)$ 随时间（t）变化（从时间 t_0 至 t_1，即接触的时间间隔或接触持续时间）的连续积分。公式（2.2）是一个人在穿越 n 个位置（微环境）或任务（活动）时的暴露浓度和持续时间乘积的总和。ΔC_i 是在每个位置或任务的平均浓度，而 Δt_i 则是在一个位置上或完成某项任务的时间。当使用该方程时，需要依据物质进入身体路径的不同而分别应用。然而，通常必须要了解所有暴露途径，即总暴露量，才能建立有意义的暴露-健康影响的相关关系。

公式（2.1）要求了解连续暴露的整个时间周期，因此它很少用于具体研究。然而，新的实时传感器和连续记录活动的方法可能使该方程式的应用在将来更为实用，特别是对于吸入途径的暴露。

公式（2.2）则是一个比较常用的在各种场景下表征暴露的方法，即对导致暴露的全部或大部分"接触"的总和。暴露位置可以是家中、城市的户外或办公室。

过去 30 年来该领域的演变导致了以下数学公式的构建。这些公式最早由 Duan 发表，后来 Georgopoulos 和 Lioy[11-15]对其做了修改。公式（2.1）如果稍做修改，可以用来描述一段时间内经由某种途径的所有可能情况的暴露。对于所有入体途径，公式（2.1）和（2.2）实际上是外暴露的表示，或随时间在身体边界或表面的暴露水平，且与进入身体的途径相关。然而，由于每个暴露途径相关联的单位是不相同的，我们无法对暴露途径作简单加和（表 1.1）。因此，一个新的方程式（2.3）被提出来用于描述单个暴露途径 r（如吸入、摄入和经皮肤等）的暴露量。对通过暴露途径 r 得到的暴露可以用暴露浓度随时间的积分来计算，$E_{\text{ext},r}$（浓度 × 时间）的公式（2.3）为：

$$E_{\text{ext},r} = \int_0^t C_r \, dt \qquad (2.3)$$

其中，r 是四种暴露途径之一。

对于单个暴露途径和多个（j）不连续暴露事件的加和可以用公式（2.4）表示：

$$E_t = \sum_1^j \int_0^t C_r \, dt \qquad (2.4)$$

这个公式类似于公式（2.2），唯一不同的是对不连续暴露时段进行暴露积分的加和，而非平均暴露乘以暴露时间的加和。

对于经由途径 r 的人体暴露，高浓度 C 和短的暴露时间 t 与急性健康效应相关，而较长时间内的较低浓度（C）的暴露与慢性或长期健康影响有关。因此，如上所述，在暴露发生后对生物标记物的浓度变化（或生物半衰期）的了解是建立防御特定健康影响的暴露量（E）的先决条件（图 2.1）[13]。但是用外暴露作为主要的暴露衡量有一个常见问题，就是无法直接把所有入体途径的暴露进行加和。

上面提到的不兼容也存在于公式（2.1）到（2.4）中。Lioy 发现了

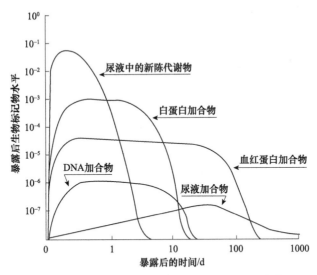

图 2.1　体内暴露生物标记物的理论变化曲线[13]

这个问题，提出用内部剂量（D_{in}）作为解决这一数学不连续性的方法。因为通过不同入体途径的外暴露的贡献都可以用一个共同的单位来表达，即一定时间内身体内存在的量[14]。最近，NRC 暴露委员会上采用了这个概念[3]。该委员会最终推出了暴露科学的一个重要的新名词：内暴露（E_{int}），相当于内部剂量 D_{in}。E_{int} 是所有入体途径 r 的函数，数学上可表示为公式（2.5）。

$$E_{int} = \int f(x_j, t) g(ab) C(t) P(e) dt \qquad (2.5)$$

其中，$f(x_j, t)$ 是随时间变化的接触率；$g(ab)$ 是吸收部分（包括生物可利用率且取决于接触边界层）；$P(e)$ 是从体液或组织中消除的部分。

　　NRC 认为，为了正确理解和量化暴露，体内存在的毒性物质的量与经每个入体途径估计或测量的外暴露量一样重要。由于内暴露可以表示为其他学科中（如毒理学、流行病学和风险评估）相同的单位，内暴露数据可以直接与其他学科比较。

　　在 NRC 报告中内暴露（E_{int}）被定义为：

　　物质与人接触后，穿过物理或生物组织的外部接触边界进入到靶位点（如组织、细胞或分子受体）[3]。

这个描述超出了由 Ott、Steinemann 和 Wallace[2] 定义的传统的外暴露测量结果，包含了各种体液和组织中（如血液或尿液）的定量浓度数据。

内暴露计算了物质由接触表面穿过吸收边界进入体内的质量。它将这个吸收过程表示为运输速率，或间接地表示为物质到达接触表面并进入身体组织（如血液）的部分。这是根据边界、系统或器官对物质的生物可利用率（f）和吸收或吸附该物质的介质的体积（V）来计算的［公式（2.6）］：

$$E_{int} = f \times \int_0^t C(t)\, x\, \frac{V}{t}\, dt \qquad (2.6)$$

通过生理学的药物代谢动力学（pharmacokinetic，PBPK）信息，E_{int} 能够最终成为模型方程的一部分，用来计算生物相关或有效剂量。公式（2.6）做两处修改，就可以用来计算在受体处的浓度（质量/体积）。在公式中添加一项或多项参数可描述物质从受体中除去或消除的过程（k_{elim}，质量/时间），并得到受体的体积（分布容积，VD，1/体积）公式（2.7）：

$$E_{int,r} = f \times \frac{1}{VD} \int_0^t C(t)\, x\, \frac{V}{t}\, dt - k_{elim}\, dt \qquad (2.7)$$

此处的 $r = 1, \cdots, 4$。

该方程与毒理学、医学和制药行业广泛使用的描述药物和化学品动力学的方法是一致的。式中参数描述了吸收（f）、分布（VD）和代谢/消除（k_{elim}）。为了更多地体现生理学，这些参数可以用更完整的药物代谢动力学/物质转移公式代入，最终形成内暴露模型，也就是 PBPK 和基于生理学的毒代动力学（toxicokinetic，PBTK）模型[15]。

概括地说，上述概念与由 Lioy 发表的以及近期 Cohen-Hubel 讨论的观点相一致[6,14]。重新定义公式（2.3）为内暴露（E_{int}），使得暴露生物标记物的测量（如在血液和尿液中）可以在暴露科学中得到合理的解释，并提供了用外标暴露数据（包括行为和活动模式）来估计内暴露的一个便捷方式。它可以为比较暴露途径的相对重要性提供定量依据，当与毒理学结合时，可以理解暴露对某个健康效应的重要性。

来自多个暴露途径的内暴露可以使用公式（2.8）来计算：

$$E_{\text{totalint}} = \frac{1}{\text{VD}}\left(\left(\sum_1^x f_r x \int_0^t C(t) x \frac{V}{t} \mathrm{d}t\right) - k_{\text{elim}} \mathrm{d}t\right) \tag{2.8}$$

使用这个方程可以估算每个暴露途径（r）的暴露水平，并将它们表示成一致的数学表达单位，从而确定最重要的暴露途径。最终，内暴露的概念通过 PBTK 建模得到了进一步扩展。多年来，PBTK 模型已经被用于测量和定量在生物体内特定的组织、细胞或蛋白质上起作用的靶剂量这一重要的暴露量。

"内暴露"一词可以很容易地用在概念、理论讨论和实验设计中[6]。内暴露的量化定义和 Lioy 提出的内部剂量本质上是一回事，现在已经作为暴露科学的一部分被 NRC 所接受[3,14,15]。内暴露值有利于统一由不同暴露途径进入人体的暴露量的表达，而便于其在毒理学相关领域、风险评估、风险管理和临床医学中应用。

2.2 从暴露源到健康效应的连续体的整体研究方法

随着暴露科学的拓展和完善，外暴露和内暴露这两个具体概念被引入。暴露科学领域现在已有与医学、药学和毒理学领域中使用的术语直接对应的语言和数学表达，如给药剂量、摄入/吸收剂量及生物有效剂量。这些量化暴露的概念及公式构建了该领域改进后的概念框架（图 2.2）。因此，可以围绕与内暴露或外暴露相关的问题做出假设。图 2.2 说明对暴露源到健康效应连续体概念框架的应用，并不总是朝向中心或优先朝向中心，即健康效应。事实上，真正有价值的大范围的应用应该是其在双向分析研究的应用，即可以用于研究由暴露源到健康影响的过程（朝向中心），也可以由对健康影响的了解来分析和控制暴露源（远离中心）[3,16]。暴露科学在流行病学、风险评估和干预领域的应用主要朝向中心。相反，与预防、工程或管理控制，以及政策相关的应用一般是远离中心，即朝向暴露科学在诸如法规、标准及产品或工艺替代中的应用。

暴露科学可用于生物体中的任何一个水平上，如生态水平、社群水平或个体水平。其中，个体水平又包括外暴露水平、内暴露水平和靶位点暴露水平[3]。暴露科学在上述应用过程中的不确定性，取决于外暴露是否提供了对建立暴露和健康效应关系有意义的表征。因此，在某些实际应用中，如果用户能够提供诸如活动模式和暴露持续时间等信息，就仍可以用环境监测的数据来计算暴露值。而在某些情况下，用内暴露测量更合理，如检验儿童铅负荷的暴露量和健康影响的关系。

对于相反的过程（即远离中心），任意一个暴露指标都能够帮助确定图 2.2 中的暴露源并减少不确定性。因此，暴露指标在控制和防止单源或多源暴露上具有重要的意义，且是框架实施的重要组成部分。

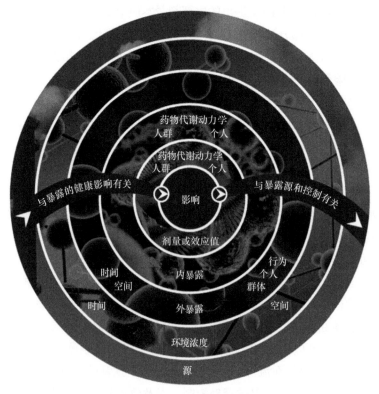

图 2.2　暴露科学可应用于生物体中从外部环境到靶剂量过程的任何一个水平上[3]

参考文献

[1] Barr DB. Human exposure science: a field of growing importance. J Expo Sci Environ Epidemiol 2006; 16: 473.

[2] Ott W, Steinemann AC, Wallace LA. Exposure analysis. Boca Raton, FL: CRC Taylor & Francis; 2007.

[3] NRC. Exposure science in the 21st century: a vision and a strategy. Washington, DC: The National Academies Press; 2012.

[4] Klaassen C. Casarett & Doull's toxicology: the basic science of poisons. 8th ed. New York, NY: McGraw Hill Professional; 2013.

[5] Lioy PJ. Exposure science: a view of the past and milestones for the future. Environ Health Perspect 2010; 118: 1081-1090.

[6] Cohen-Hubal EA. Biologically relevant exposure science for 21st century toxicity testing. Toxicol Sci 2009; 111: 226-232.

[7] Lioy PJ. Exposure analysis and the biological response to a contaminant: a melding necessary for environmental health science. J Expo Anal Environ Epidemiol 1992; Suppl. 1: 1-244.

[8] Zartarian V, Bahadori T, McKone TE. Adoption of an offical ISEA glossary. J Expo Anal Environ Epidemiol 2005; 15: 1-5.

[9] NRC. Human exposure assessment for airborne pollutants: advances and opportunities. Washington, DC: The National Academies Press; 1991.

[10] Duan N. Models for human exposure to air pollution. Environ Int 1982; 8: 305-309.

[11] Duan N. Stochastic microenvironment models for air pollution exposure. J Expo Anal Environ Epidemiol 1991; 1: 235-257.

[12] Lioy PJ, Smith KR. A discussion of exposure science in the 21st century: a vision and a strategy. Environ Health Perspect 2013; 121: 405-409.

[13] Henderson R, Bechtold WE, Bond JA, Sun JD. The use of biological markers in toxicology. Crit Rev Toxicol 1989; 20: 65-82.

[14] Lioy PJ. Assessing total human exposure to contaminants. A multidisciplinary approach. Environ Sci Technol 1990; 24: 938-945.

[15] Georgopoulos PG, Lioy PJ. From a theoretical framework of human exposure and dose assessment to computational system implementation: the Modeling Environment for Total Risk Studies (MENTOR). J Toxicol Environ Health 2006; 9: 457-483.

[16] Georgopoulos PG, Sasso AF, Isukapalli SS, Lioy PJ, Vallero DA, Okino M, et al. Reconstructing population exposures to environmental chemicals from biomarkers: challenges and opportunities. J Environ Sci Technol 2009;19:149-171.

3

暴露途径和暴露类型

简单地用公式（2.2）来计算体外暴露水平（即某位置的平均浓度乘以在此暴露的时间，$E=C \times t$），可能会错误地预测其所致的有害健康效应。即使这种简单的计算也需要对暴露及其健康影响进行慎重判断。例如，假设急性毒性物质 A 在不低于 100ppb（1ppb $=10^{-9}$）浓度下暴露 2h，才会导致不良的健康效应。将这两个数值相乘得到的暴露值为 200ppb·h，这意味着急性毒物的暴露水平等于或高于该值才有意义。但是如果不了解特定健康效应的暴露时间与暴露浓度之间的关系，总暴露值 E 就没有意义了，因为 200ppb·h 这一暴露值可以是无数个暴露浓度和时间组合的结果。例如，在 10ppb 浓度下暴露 20h 所产生的暴露值为 200ppb·h，对个体或群体的健康几乎没有影响，因为该毒性物质仅在较高浓度时产生急性效应。因此，这种简单的乘法仅在有限的情况下有效，更多的时候需要更复杂的暴露数学公式来表达。

如上所述，这里介绍两个与所有暴露途径相关的概念[1]：

1. 接触率：物质到达并穿过接触边界，进入体内的速率。为更好地诠释风险评估中的暴露并对进入体内的不同途径进行比较，接触率的单位应该是单位时间或事件内接触的体积或表面积。通常，经呼吸道吸入为每立方米的吸入量，液体是每升的摄取量，食物为每千克的摄入量，皮肤则为每单位时间（小时或天）每平方厘米表面的皮肤的吸收量。如上述公式（2.5，2.6）所示，这些值对于估计内暴露或反推外暴露至关重要。

2. 总暴露：一个人在某一时间段内暴露于所有来源和微环境的化

学物质的总量。总暴露是综合考虑所有进入体内的暴露途径后得到的暴露量。这个概念有时被用来解释单一途径的暴露。

在本书中，导致靶器官健康效应的剂量与内暴露和外暴露不同，我们已明确将其定义为生物有效剂量。生物有效剂量是指：

在一个或多个作用位点产生有害或有益的生物学反应的化学物质的剂量（浓度）。

毒理学家称内暴露是内剂量或给药剂量。如前所述，内暴露为比较进入机体的所有途径（摄入、吸入、皮肤和注射）的暴露水平和强度提供了一个度量标准。通过估算或测量内暴露，可以用这个合理的度量标准来比较基于模型推断或测量的暴露与基于身体负担的健康标准。

内暴露的数学概念为跨学科分析提供了基础，我们可以利用风险评估来证明这种一致性。外暴露和内暴露的计算公式并不是一个新的知识，将公式（2.2）和（2.7）整合在一起可以得到计算离散形式的 $E_{int,r}$ 的公式（3.1）：

$$\Delta E_{int,r} = f \times \frac{1}{VD} \Delta C \frac{xV}{t} - K_{elim} \Delta t \tag{3.1}$$

该公式自20世纪80年代以来一直用于风险评估中的暴露评估，其估算通常将内暴露作为摄入量或吸收剂量，基本的数学公式可见于美国EPA的各种超级基金指导文件［见公式（3.2）］[2]。其逻辑很简单，即需要确定与每种暴露途径相关风险的优先顺序。为了比较这些暴露途径，需要用等效的单位来表示暴露量，并与以健康为基础的标准相关联，摄入量通常以 mg/（kg·d）表示。计算方法很明确，即使用典型的暴露因子和环境浓度值来计算内暴露剂量（摄入量或吸收量）。例如，从水中经口摄入污染物的计算公式如下：

$$摄入量 = C（mg/L）\times IR（L/天）\times EF（天/年）\times ED/BW（kg）\times AT（天） \tag{3.2}$$

其中，C 是化学物在环境中的浓度；IR（接触率）是摄入率；EF 是暴露频率；ED 是暴露持续时间；BW 是体重；AT 是平均暴露时间。经呼吸道吸入和经皮肤途径进入人体也有类似的计算公式。

　　总的内暴露量可以通过适当的生物学标记检测来估算。然而，生物学标记通常无法区分经不同暴露途径进入体内的剂量，这些信息还需要结合外暴露标记、相关的行为和活动信息来获取。

3.1　总暴露

　　如上所述，对某个人或某一群人而言，总暴露是"一段时间内通过所有暴露途径受到的暴露"，持续时间可能很短（<1h），也可能很长（持续多年）。总暴露的表征通常不是一个简单的过程，因为它包含许多变量，包括一些可能难以表征的人类活动和行为等。此外，这些接触和由此产生的暴露可能是连续或不连续甚至是重复的，并且涉及许多微环境和活动。然而，当干扰因子减少时，总暴露量是可以估算的[1]。

　　由于在一定的时间间隔内常常难以获得所需暴露因子的信息，故通过内暴露的计算公式来估算总暴露量非常困难。如公式（2.5），至少需要生物可利用率、生物可接受率或化学物质的消除速率来计算受影响的各种体液和组织中的内暴露；又如在风险评估中常用公式（3.2）来估算内暴露水平，但该公式首先需要估算接触率 $f(x)$，随后再测定受影响体液中的累积量。

3.1.1　暴露表征的方法

　　表征暴露的一般方法有直接测量、模型预测或两者联用。目前，除一些职业暴露或特定的环境案例[3-10]外，很少有关于人类活动的测量数据和信息能够完全模拟暴露。在许多环境条件下，甚至连平均暴露、高暴露（~95‰）和低暴露（~5‰）水平也需要估算[11-13]。理想的直接测量应包括一个依赖于个人监测器及其活动记录的现场研究，以确定发生"接触"的可能性并确定暴露物质的来源。在没有个人采样的情况下，可以使用暴露模型来弥补现有数据库中关于暴露浓度和活动的信息存在不同程度的不确定性这个缺口。法规监管涉及暴露标准，而不仅是环境质量，很多时候还会使用现有的各种数据库数据。这些数据库包含物质在不同介质中的浓度和人类活动信息，从而可以前瞻性地估计高暴露量或后续的暴露量[13]。如本书后面将要解释的，这些模型不仅是关于物质的环境归趋和转移的模型，还包括人体暴露的模型[12,14-24]。前者描述了毒性物质在环境中的迁移，而后者描述了人与毒性物质的接触。无论在哪种情况下，将暴露科学应用于环境或职业健康问题都可被认为是一种"以受体为导向的途径"。Ott 等人在文献中已表明，他们认为把重点放在评估暴露的起因并减少或消除这些暴露原因是一个合理的方法[1]。这与法规管理机构通常所采取的方法相反。传统上，他们关注于暴露的来源及其对当地或更大规模人群的影响。在美国、欧洲和其他地方建立环境和职业监管机构之前，环境污染的暴露（急性或慢性）经常发生在对公共健康造成不利影响的水平。此时将注意力集中在暴露源头的控制而不是受体的健康影响上相对容易，如伦敦烟雾事件[25]。在发达国家，随着工业和交通运输来源的污染物排放量的减少，"传统"暴露来源的空气污染和水污染的重要性逐渐降低，已不再是环境污染物进入人体的主要暴露途径。而与个体或离散人群靠近的、相对较小的污染物释放变得越来越重要。然而，在许多发展中国家，那些工业和交通运输来源的，通过空气和水污染造成的急性或慢性污染物高暴露情况仍然存在。

与传统来源相关的暴露不同，铅的暴露是一个暴露来源不太明显的典型案例。在许多国家颁布铅在汽油中使用的禁令生效后，汽车直接排放的铅对铅吸入暴露的影响降至了微不足道的水平[26-28]，但来自土壤、街道灰尘、油漆剥落物等中的历史遗留的铅暴露，仍然会对健康产生影响。因此，铅的暴露从吸入暴露问题被重新定位为伴随的经口摄入问题。美国仍然有导致吸入暴露的铅的来源，即重新悬浮的灰尘。然而在世界其他地区，铅作为防爆剂仍然被添加到汽油中，在这些地区铅的总暴露仍以吸入暴露为主。这个例子阐明了在分析总暴露中确定主要暴露途径的过程。对于其他化学物质，表征总暴露的过程或对各个暴露途径的重要性进行排序，可能更为复杂。现在，消费品和家用杀虫剂暴露分析的复杂性已经被大家意识到。

3.2　累积暴露和聚集暴露

为了解决暴露途径或多个化学物质暴露分析的优先次序问题，20世纪90年代中期在暴露研究中引入了累积暴露和聚集暴露的概念。这些概念提供了一个通过测量和监测策略来评估总暴露的基本框架。它们的定义如下：

累积暴露：特定人群或个体对多个化学物质的接触或暴露，这些化学物质至少存在于一种环境介质中并具有相同的毒性效应，可以来自一个或多个暴露源[29]。

聚集暴露：特定人群或个体对来自所有相关暴露源和暴露途径并进入人体的单个化学物质的接触或暴露[30]。

累积暴露的测量或模型研究设计主要针对通过单一暴露途径（如饮食）的多个化学物质。这些物质有类似的健康影响（如神经系统损伤），并且存在于一种环境介质中。来自一个或多个相关暴露源的混合物，经由某个暴露途径暴露，也可以被认为是累积暴露。相比之下，聚集暴露为测量和分析提供了更有针对性、更集中的方法。它用于评估一种毒性物质通过一种或多种暴露途径对个体或群体产生的毒性作用。在20世纪90年代，这些概念是用于检查农药暴露情况的主要研究设计基础，以实现《食品质量保护法》（Food Quality Protection Act，FQPA）的目标[31]。

框3.1提供了一个聚集暴露的例子。饮用水中的污染物常被认为通过饮水而产生暴露，以氯仿（加入到饮用水中用于消毒的氯产生的副产物）为例，详细的暴露分析显示污染物的总暴露来自多种途径。

框3.1　自来水中氯仿（加氯消毒的副产物）的聚集暴露

自来水常用于饮用和制备食物，因此氯仿主要的暴露途径是经口摄入。要计算该暴露量，需要确定所饮用的饮品（包括水本身）或自来水制备的食物在指定时间段（通常为24h）内消费的数量和频率，以及饮品和食品中水的含量。因为一天内氯仿浓度在自来水管系统内会变化，从而影响它在饮用的自来水和用自来水制备的食物中的含量，导致暴露量的差异。如果自来水在水龙头或家中进行过滤，氯仿浓度会减少；即使在未过滤的情况下，它也可以从敞口的饮品或加热的食物中挥发。人们一天中在各个地方（家庭、办公室、学校、餐馆）消费饮品和食物，每个地方水中的氯仿浓度也可能不同。除了经口摄入之外，自来水还有多种用途，如洗涤、淋浴、盆浴、洗衣、清洁和游泳等，因而可能导致其他途径的氯仿暴露。对于吸入暴露，氯仿可从水中释放到不同的地方并传播到人们所处的许多微环境中，如淋浴间内呼吸的空气被确定占每日氯仿总暴露量的20%以上[24]。而且，在淋浴、洗碗、洗衣机和洗碗机使用过程中释放的氯仿可提高室内空气的氯仿浓度，从而导致所有家庭成员的氯仿吸入暴露[32]。淋浴、盆浴、游泳和洗碗等还可以导致氯仿的皮肤暴露[33]。暴露所需的数据可通过监测、观察、问卷调查和数学模型来综合获得。然而，各个暴露途径的外暴露单位并不相同（每天空气暴露浓度，每天皮肤接触量，每天经口摄入量），聚集暴露的计算要使用内暴露公式（3.2）而不是外暴露公式（2.1）。

暴露途径是毒物进入人体的实际入口。公式（2.3）和（2.7）对于每个途径（r）中的外暴露和内暴露水平都进行了数学描述。如图 1.1 所示，一旦毒性物质进入人体，关注的焦点即从内暴露最终转变为相关的生物有效剂量。毒性物质在一个暴露途径中释放并与个体或群体之间相互作用[3,16,17]，该作用水平取决于单个暴露途径暴露的重要性。

3.3 四种暴露途径

吸入：指吸入毒性物质所导致的毒性物质与呼吸系统的三个主要区域中的一个或多个区域直接接触。这三个主要区域包括鼻咽（鼻、口和咽喉）、胸（支气管树）和空气交换区（细支气管和肺泡囊）（图 3.1）。

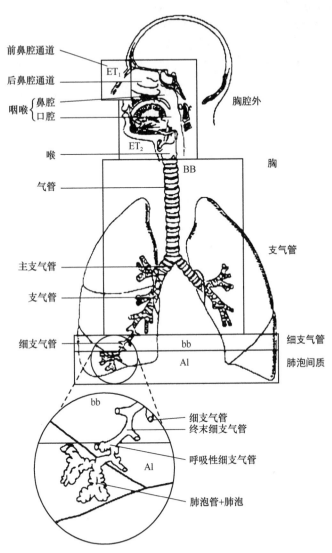

前鼻腔通道
后鼻腔通道
ET₁
咽喉 { 鼻腔 口腔 }
喉
ET₂
气管
BB
主支气管
支气管
细支气管
bb
Al
胸腔外
胸
支气管
细支气管
肺泡间质

bb
Al
细支气管
终末细支气管
呼吸性细支气管
肺泡管+肺泡

图 3.1　人体呼吸道模型

ET₁. 前鼻腔通道；ET₂. 后鼻腔通道；BB. 支气管区；bb. 细支气管区；Al. 肺泡间质区

这些区域中的每一个都可能受到化学因素（如苯、一氧化碳）、物理因素（如核辐射）或生物因素（如病毒、细菌或霉菌）的暴露影响。气体物质在呼吸道内壁液体中的溶解度、颗粒物的大小和形状不同，因此这些暴露因素在身体内各区域的沉积或吸收情况也不相同[34]。在胸腔外区域，高度溶解的气态物质被吸收，超级粗大的颗粒物则被沉积（＞10μm）[35]。在气管、支气管区域，气道经过一系列叉状分支，导致吸入速度的直线增加和较小颗粒的沉积。细支气管是呼吸道的气体交换区域，也是颗粒物沉积的最终位置。颗粒在呼吸道中沉积的位置、颗粒的溶解程度，以及它们与呼吸道内壁的相互作用共同影响了其生物可利用率［公式（2.5）］。以上这些影响了内暴露水平，并且成为导致有害健康效应（如呼吸道疾病）的重要考量因素。

吸入途径的内暴露不仅与吸入物质在空气中的浓度有关，而且与个体的呼吸频率（接触）有关。正在锻炼或参与体力劳动的人比休息的人呼吸更快更深，因此在相同的空气浓度下暴露水平更高，并且吸入物质会进入更深的呼吸道内。随着人的移动，接触的空气浓度在空间和时间上亦会有变化。在任何时间点，被吸入的空气浓度取决于人与暴露源的靠近程度、排放发生在封闭的微环境中还是开放的空间中、环境的通风情况等。此外，暴露是否为急性（高峰）和／或慢性（时间平均）均会影响所关注的健康效应的确定。吸入暴露直接与呼吸道的损伤部位有关。对于其他的有害健康效应，吸入的内暴露可以通过空气浓度、有害物质的表征（如颗粒的成分）、接触持续的时间、呼吸率和穿过肺边界的吸收来定量估算。

经口：指对物质有意或无意的摄入，如营养物质或有害物质通过饮食摄入。受污染的食物或饮料是经口摄入毒性物质最主要的来源。在食物生产、加工、运输、准备／烹饪、上菜或食用的过程中，都可能会发生化学性或生物性的食品污染。例如，毒性物质可以来自受污染的土壤、受污染的动物饲料、喷洒在食物表面上的农药，以及家庭准备或处理食物的过程（如从地毯上捡起的棒棒糖）。又如，在食品加工厂，由工人不当的卫生操作或食物的不当储存或运输造成的大肠杆菌（*E.coli*）污染。食物的故意掺假也可能在出于经济原因、使用不适当的填料或有些人蓄意伤害个人或大众时发生。受污染的饮用水也可能被直接饮用或用于食品或饮料的制备。化学污染物包括金属和有机化合物。随着食物链的上升，有机污染物浓度可以在可食用物种的组织中累积／放大（增加）。识别已经或可能暴露于受污染的食物或饮用水的人群或个人，需要了解个人的活动、行为模式及文化背景等，以了解食物的种类、食用的频率及食物的制备过程。

当一个人尤其是儿童，食入被污染的土壤或房屋灰尘、咀嚼或吸吮被污染的物体时，就会发生偶然或无意的经口摄入[36,37]。由于经此摄入的数量和频率是可以估计的，可用更恰当的术语"非食物摄入"表示。咀嚼或吸吮物体（包括污染的手和手指）是农药和铅的常见暴露途径。非食物摄入可以发生在成年人中，若成年人将接触过受污染表面的香烟等物品放入口中，也可发生非食物摄入，这种情况在职业环境中很常见。对2~6岁和0.5~2岁的儿童手-口接触频率进行录像研究，发现他们的接触频率分别为每小时10次左右和每小时20次左右[38]。这些活动在由父母和监护人完成的简单调查问卷中经常被低估，这表明制定有效的方法来确定这些人类活动十分必要[39-41]。

在过去的15年里，科学界越来越多地意识到表面灰尘是铅、农药和半挥发物质在室内释放和重新分布的储存池（潜在暴露源）[42,43]。灰尘中的污染物从手转移到食物（如进食前未洗手）或通过手直接接触口腔，都会导致儿童和成年人对这些污染物的食物和非食物摄入途径暴露。

经食物摄入的暴露可以通过食物中污染物的含量和食物消耗的数量来计算。由于所消耗的食物种类繁多，每种食物都有很多潜在的污染源，因此很难在整个食物系统中追踪食物的污染情况。要确定食物的种类和数量，就需要对个人的活动进行详细的评估。作为评估的一部分，可以检查何时以及是否在家中或食物准备／烹饪期间发生污染物的转移／生成等信息。估算非食物暴露可以通过测量污染物在手上的浓度或其生物标记物的水平来进行。生物标记物的水平反映了通过所有途径并经过体内代谢和排泄后的内暴露水平。对于经口暴露，不只是估算个人消耗物质的总量，而是物质被消化系统吸收的部分（需要考虑物质从食物、土壤或粉尘摄入后其生物有效率／生物可利用率）[44,45]。

皮肤：指皮肤与其表面或空气中毒性物质的接触。与皮肤接触的毒性物质可以引起皮肤刺激，也可以通过表皮吸收进入人体（如淋浴或盆浴时暴露的氯仿）（图3.2）。完整的皮肤表皮作为一个保护性屏障，可以阻挡许多物质（如细菌、金属离子），但对亲脂性化合物仍具有渗透性。除淋浴、洗澡和游泳外，双手是直接接触环境最重要的身体部分。衣服可在一定程度上保护身体的其他部位，然而如果衣服变湿，则可能成为污染物的储存库，将污染物传输到表皮，促进经皮肤的暴露。同时，衣服也不是蒸气的有效屏障[46,47]。由于身体不同部位的表皮厚度不同，经皮肤渗透的暴露会存在差异。污染物的亲脂性是化合物经皮肤渗透的量的主要决定因素。在职业环境中，通常通过穿戴个人防护设备以避免经皮肤吸收污染物，但其防护程度取决于防护设备使用的材料和防护设备设计中用于阻止接触和暴露的试剂或载体。此外，个人有时会因为其他原因放弃使用防护设备，如穿戴防护设备太热和不舒服、由于经济原因而缺乏防护设备、个人缺乏培训而不了解防护的必要，认为使用防护设备妨碍其及时完成工作等。皮肤也可能吸收挥发性或半挥发性物质的蒸气，但通常小于其对液体的吸收[46,47]。

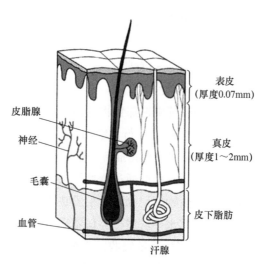

图3.2 可能通过皮肤暴露受到影响的人体皮肤结构

注射：指毒性物质通过外部介质进入人体，如接种疫苗、性交或其他合法或非法的活动。偶尔渗透也可能发生在高速发射并与皮肤接触的颗粒或材料上，导致材料被嵌入皮肤内，从而导致皮疹或物质在身体系统内的持续释放[48]。

参考文献

[1] Ott W, Steinemann AC, Wallace LA. Exposure analysis. Boca Raton, FL: CRC Taylor & Francis; 2007.

[2] US EPA. Guidelines for exposure assessment, EPA/600/Z-92/001. Washington, DC: U.S Environmental Protection, Risk Assessment Forum; 1992.

[3] Georgopoulos PG, Sasso AF, Isukapalli SS, Lioy PJ, Vallero DA, Okino M, et al. Reconstructing population exposures to environmental chemicals from biomarkers: challenges and opportunities. J Environ Sci Technol 2009; 19: 149-171.

[4] Clayton CA, Perritt RL, Pellizzari ED, Thomas KW, Whitmore RW, Wallace LA, et al. Particle Total Exposure Assessment Methodology(PTEAM)study: distributions of aerosol and elemental concentrations in personal, indoor, and outdoor air samples in a Southern California community. J Expo Anal Environ Epidemiol 1993; 3: 227-250.

[5] Freeman NC, Stern AH, Lioy PJ. Exposure to chromium dust from homes in a chromium surveillance project. Arch Environ Health 1997; 52: 213-219.

[6] Heinrich J, Holscher B, Seiwert M, Carty CL, Merkel G, Schulz C. Nicotine and cotinine in adults' urine: The German Environmental Survey 1998. J Expo Anal Environ Epidemiol 2005; 15: 74-80.

[7] Hoffmann K, Krause C, Seifert B, Ullrich D. The German Environmental Survey 1990/92(GerES II): sources of personal exposure to volatile organic compounds. J Expo Anal Environ Epidemiol 2000; 10: 115-125.

[8] Jantunen MJ, Hanninen O, Katsouyanni K, Knoppel H, Kuenzli N, Lebret E, et al. Air pollution exposure in European cities: the "EXPOLIS" study. J Expo Anal Environ Epidemiol 1998; 8: 495-518.

[9] Pellizzari E, Lioy PJ, Quackenboss J, Whitmore R, Clayton A, Freeman N, et al. Population-based exposure measurements in EPA region 5: a phase I field study in support of the National Human Exposure Assessment Survey. J Expo Anal Environ Epidemiol 1995; 5: 583.

[10] Schreiber JS. An exposure and risk assessment regarding the presence of tetrachlorethene in human breast milk. J Expo Anal Environ Epidemiol 1992; 2: 15-26.

[11] Lebowitz M, Lioy PJ, McKone TE, Spengler J, Adgate JL, Bennett D, et al. The necessity of observing children's exposure of contaminants in their real-world environmental settings; 2008.

[12] Lebowitz MD, Quackenboss JJ, Kollander M, Soczek ML, Colome S. The new standard environmental inventory questionnaire for estimation of indoor concentrations. J Air Pollut Control Assoc 1989; 39: 1411-1419.

[13] US EPA. EPA's Stochastic Human Exposure and Dose Simulation(SHEDS)model. Washington, DC: U.S Environmental Protection Agency; 2012.

[14]   Duan N. Models for human exposure to air pollution. Environ Int 1982; 8: 305-309.

[15]   Duan N. Stochastic microenvironment models for air pollution exposure. J Expo Anal Environ Epidemiol 1991; 1: 235-257.

[16]   Lioy PJ, Smith KR. A discussion of exposure science in the 21st century: a vision and a strategy. Environ Health Perspect 2013; 121: 405-409.

[17]   Georgopoulos PG, Wang SW, Georgopoulos IG, Yonone-Lioy MJ, Lioy PJ. Assessment of human exposure to copper: a case study using the NHEXAS database. J Expo Sci Environ Epidemiol 2006; 16: 397-409.

[18]   Glen G, Smith L, Isaacs K, McCurdy T, Langstaff J. A new method of longitudinal diary assembly for human exposure modeling. J Expo Sci Environ Epidemiol 2008; 18: 299-311.

[19]   Jerrett M, Arain A, Kanaroglou P, Beckerman B, Potoglou D, Sahsuvaroglu T, et al. A review and evaluation of intraurban air pollution exposure models. J Expo Anal Environ Epidemiol 2005; 15: 185-204.

[20]   Johnson T, Capel J. A Monte Carlo approach to simulating residential occupancy periods and its application to the general U.S. population. Research Triangle Park, NC: U.S. Environmental Protection Agency; 1992.

[21]   McCurdy T, Glen G, Smith L, Lakkadi Y. The national exposure research laboratory's consolidated human activity database. J Expo Anal Environ Epidemiol 2000; 10: 566-578.

[22]   Mckone TE. Human exposure to chemicals from multiple media and through multiple pathways—research overview and comments. Risk Anal 1991; 11: 5-10.

[23]   NRC. Models in environmental regulatory decision making. Washington, DC: The National Academies Press; 2007.

[24]   Price PS, Chaisson CF. A conceptual framework for modeling aggregate and cumulative exposures to chemicals. J Expo Anal Environ Epidemiol 2005; 15: 473-481.

[25]   Vallero D. Fundamentals of air pollution. 4th ed. Burlington, MA: Academic Press; 2008.

[26]   NRC. Measuring lead exposure in infants, children, and other sensitive populations. Washington, DC: The National Academies Press; 1993.

[27]   CDC. Preventing lead poisoning in young children: a statement by the Centers for Disease Control. Atlanta, GA; 1991.

[28]   Dixon SL, Gaitens JM, Jacobs DE, Strauss W, Nagaraja J, Pivetz T, et al. Exposure of U.S. children to residential dust lead, 1999-2004: II. The contribution of lead-contaminated dust to children's blood lead levels. Environ Health Perspect 2009; 117: 468-474.

[29]   US EPA. Framework for cumulative risk assessment, EPA/600/P-02/001F. Washington, DC: U.S. Environmental Protection Agency; 2003.

[30]   US EPA. General principles for performing aggregate exposure and risk assessments. Washington, DC: U.S. Environmental Protection; 2001.

[31]   US Congress. Food Quality Protection Act of 1996. Public Law 104-170-August 3; 1996 Available at: http://www.gpo.gov/fdsys/pkg/STATUTE-84/pdf/STATUTE-84-Pg1676.pdf.

[32]   Olson DA, Corsi RL. In-home formation and emissions of trihalomethanes: the role of residential dishwashers. J Expo Anal Environ Epidemiol 2004; 14: 109-119.

[33]   Weisel CP, Jo WK, Lioy P. Utilization of breath analysis for exposure and dose estimates of chloroform. J Expo Anal Environ Epidemiol 1992; 2: 55-70.

[34]   US EPA. Integrated review plan for the national ambient air quality standards for particulate matter,

EPA 452/R-08-004, ORD. Washington, DC: U.S. Environmental Protection Agency; 2008.

[35] Lioy PJ, Weisel CP, Millette JR, Eisenreich S, Vallero D, Offenberg J, et al. Characterization of the dust/smoke aerosol that settled east of the World Trade Center(WTC)in Lower Manhattan after the collapse of the WTC 11 September 2001. Environ Health Perspect 2002; 110: 703-714.

[36] US EPA. Air quality criteria for particulate matter, EPA/600/P-99/002bF. Research Triangle Park, NC: U.S. Environmental Protection Agency; 2004.

[37] Freeman NC, Ettinger A, Berry M, Rhoads G. Hygiene- and food-related behaviors associated with blood lead levels of young children from lead-contaminated homes. J Expo Anal Environ Epidemiol 1997; 7: 103-118.

[38] Xue J, Zartarian V, Moya J, Freeman N, Beamer P, Black K, et al. A meta-analysis of children's hand-to-mouth frequency data for estimating nondietary ingestion exposure. Risk Anal 2007; 27: 411-420.

[39] NRC. Science and decisions: advancing risk assessment. Washington, DC: The National Academies Press; 2009.

[40] Freeman NC, Jimenez M, Reed KJ, Gurunathan S, Edwards RD, Roy A, et al. Quantitative analysis of children's microactivity patterns: the Minnesota children's pesticide exposure study. J Expo Anal Environ Epidemiol 2001; 11: 501-509.

[41] Reed KJ, Jimenez M, Freeman NCG, Lioy PJ. Quantification of children's hand and mouthing activities through a videotaping methodology. J Expo Anal Environ Epidemiol 1999; 9: 513-520.

[42] Lioy PJ. Employing dynamical and chemical processes for contaminant mixtures outdoors to the indoor environment: the implications for total human exposure analysis and prevention. J Expo Anal Environ Epidemiol 2006; 16: 207-224.

[43] Weschler C, Nazaroff WW. SVOC partitioning between the gasphase and settled dirt indoors. Atmos Environ 2010; 44: 3609-3620.

[44] Hamel S, Ellickson K, Lioy PJ. The estimation of the bioaccessibiliy of heavy metals in soils using artifical biofluids to novel methods: mass balance and soil recapture. J Sci Total Environ 1999; 243/244: 273-283.

[45] Ruby MV, Davis A, Link TE, Schoof R, Chaney RL, Freeman GB, et al. Development of an in vitro screening test to evaluate the in vivo bioaccessibility of ingested mine-waste lead. J Environ Sci Technol 1993; 27: 2870-2876.

[46] Fenske RA, Curry PB, Wandelmaier F, Ritter L. Development of dermal and respiratory sampling procedures for human exposure to pesticides in indoor environments. J Expo Anal Environ Epidemiol 1991; 1: 11-30.

[47] Freeman NCG, Hore P, Black K, Jimenez M, Sheldon L, Tulve N, et al. Contributions of children's activities to pesticide hand loadings following residential pesticide application. J Expo Anal Environ Epidemiol 2005; 15(1): 81-88.

[48] Lioy PJ. Assessing total human exposure to contaminants. A multidisciplinary approach. Environ Sci Technol 1990; 24: 938-945.

4

暴露科学应用

4.1 暴露与环境科学

目前，许多研究旨在评估与单一或多种暴露途径和暴露路径相关的毒性物质的作用过程及水平。传统环境科学在这一过程中的作用如图 1.1 左侧所示，其主要描述污染物如何从环境中释放、运输和累积，并包括许多研究环境测量和建模的分支领域[1-5]。这些研究和监测有助于获取污染源从周边环境和室内的排放、污染物在环境介质中的迁移和累积，以及污染物在环境中可能发生的化学、生物和物理转化而产生的次级或降解产物等信息。大多数环境科学调查和项目止于数据采集和结果报告、环境质量信息、是否达到环境标准和其他准则，以及物质的环境归趋。然而，如前所述，当风险评估者使用环境数据进行人体暴露评估时，结果可能会存在很大的不确定性和 / 或暴露的错误分类。在没有评估环境水平是否与个体或群体实际接触相关的情况下，接受风险评估已经成为暴露科学研究的障碍。这些错误的暴露估计会被用于制定不充分或不正确的风险管理决策，如地下水污染问题。为了改进风险管理决策，评估者需要花费更多的时间来专门设计反映暴露情况的采样网络。推荐的基础研究设计及应使用的人群或条件可参见表 4.1。这些研究的结果可以用在定义暴露-影响关系或关联程度的正向建模中，或者用在建立暴露-源关系的反向建模中。重大历史性的暴露研究中使用了内部和外部的标记物[6-9]。

表 4.1　空间考虑：关于抽样设计及适用条件的总结

抽样设计	最有用的适用条件
偶然抽样	仅对目标群体在时间和空间分布上均一时适用；一般不推荐
立意抽样	目标群体定义明确且均一，不存在样本偏差问题；或选择特定的环境样本以获得独特的价值和利益，而不是用来推论到更广范围的群体
概率抽样	均一群体
简单随机抽样	均一群体
分层随机抽样	在分类或分区内是均一群体；可能会将分类级别视为研究的范围
系统抽样	最为常用；时间及空间趋势必须可以量化
多级抽样	目标群体大且均匀分布；简单随机抽样用于选取群体单位的连续组
整群抽样	群体单位集群时（如鱼群），使用该方法比较经济；理想情况下，集群意味着其数值上相似，但集群组内的浓度变化很大
双重抽样	兴趣变量与更经济或更易测定的变量之间须有较强线性关联

4.2　污染源距离与暴露表征

4.2.1　工业排放

确定污染物在环境中的排放强度、路径或运输情况，以及污染源与人群的距离，可以用来评估环境排放对暴露的相对重要性。大气、水或土壤中的工业排放和移动源排放通常是最大的环境排放源，这也是最常受监管的排放。暴露表征还需进一步考虑排放的物质反应后的转化产物。然而，对人体暴露的分析使我们能够了解工业排放或移动源排放相对于其他环境排放源的重要性。工业排放产生的污染物在环境中的浓度可以通过不同方法测定，包括（但不限于）使用与排放模型相结合的物质排放清单，基于质量守恒的建模及在工厂内外的监控测量。工业污染物的环境排放通常是以点源或线源的方式，人们已经开发出经过充分测试的，基于气象条件、地形和排放特征的数学模型，可以用来描述污染物浓度。然而，在模型应用于特定情况时必须考虑开发该模型时的特定假设。一个考虑因素是目标受体与排放源的距离，因为当污染物在大气中被运送的距离较长时，污染物更易充分混合，并且局部地形引起的风效对浓度的影响较小。与工业排放相关的地表水污染物浓度可以根据污染物排放率和水流量估算。如果可以获得污染物的稳定性信息及由于浸出和降解导致的去除率信息，就可以通过测量来评估污染物在土壤中的释放。工业排放的暴露估算值是否恰当的其他考虑因素有：①是慢性或急性暴露，②污染物在环境中转化的类型和程度，以及③物质排放的时间长短和进入的不同环境介质情况（如促使农作物生长的物质释放到空气后沉积在农作物表面进入食物链）。最后，还要考虑污染物的形成过程或相关政策法规是否有变化，后者会影响污染物历史变化趋势的重要性和解读。

对于空气中无反应活性的化学物质，可以用一个定性指标来衡量潜在的暴露，称作摄入分数。它被定义为吸入总质量与排放总质量的比率，是衡量室内或室外空气污染源对暴露贡献的重要指标。基于污染源与人类受体的接近程度，有一个"1000 规则"，即对呼吸摄入而言，室内排放 1g 后的摄入量大致相当于室外排放 1000g 后的摄入量。有关摄入分数的更多研究细节已由 Bennett 等人发表在一篇综述中[10]。

4.2.2 移动源排放

近期，移动源排放（普通公路车辆和越野车辆）被认为是城市空气污染物的重要贡献者。排放物包括存在于或添加到石油产品中的挥发性有机化合物。这些有机化合物被用来提高发动机效率、减少特定气体（如一氧化碳）排放和减少高温燃烧产生的细/超细颗粒物。移动源排放物对儿童和老年人的呼吸系统疾病的影响及对老年人和已有病症的个体的心血管影响，已被充分记录并用于环境标准的制定中。对该问题的暴露总结分析表明，靠近道路主干道或者在学校和社区附近交通拥堵时所受到的暴露，是主要的问题所在。城市规划并没有考虑近距离的污染物暴露问题。离学校近的拥挤的干道、主干道及其扩建的不断增加，已经导致儿童接触移动源排放量的增加[11]。尽管在过去 40 年里，美国和其他地方的汽车排放控制取得了重大进展，移动源空气污染有所减少，但仍存在与移动源排放有关的空气污染热点区域，这就需要对城市空气污染相关的"热点区域"进行暴露评估[12]。

4.2.3　个人及家庭产品

与工业排放和移动源排放相反，个人和家庭产品的排放通常是从单一来源（如消毒喷雾或除臭剂）释放出少量的污染物[11,13,14]。然而，由于它们接近人体或在封闭区域（室内）释放，其稀释速度比在周围环境中慢，因此这类排放对个人总暴露的贡献百分比相对较高。这支持了个人用品及家庭用品的暴露会有更高的摄入量和吸入接触的想法，以及吸附和沉积过程对其他暴露途径的贡献。与个人用品及家庭用品排放存在联系、需要考虑的有关因素包括：①产品中的活性和惰性成分；②产品的实际使用方式，而不仅仅是标签上的建议用途；③产品成分是否会随时间发生变化或在室内环境中蓄积；④是否会在室内和表面发生化学反应。个人用品和家庭用品对污染物暴露的影响，也反映在个人大部分停留时间是在室内环境中及个人与污染物接触的方式。此外，随着纳米科技的引入，一类新的污染物出现在室内和个人环境中，这类产品数量日益剧增[15,16]。真实反映人群对纳米材料暴露的研究对纳米毒理学研究是必要的：现在大多数纳米毒理学研究都集中在对纯物质或初始产品上，而非实际与消费者接触的纳米颗粒形式。

4.2.4　商业排放

个体在商业活动中（如干洗店、加油站、汽车修理店）可能接触到毒性物质。这种情况可能发生在去这些地方购买产品或使用他们的服务时、运输购买的物品时、使用购买的物品时（与个人用品和家庭用品的暴露有关）或与这些设施的环境排放接触时。这取决于居民的居住地与商业区的接近程度及参加商业活动的情况，对毒性物质的暴露在整个人群中可能会有很大的差异。例如，在20世纪90年代一个主要关注的问题是城市里干洗设施中三氯乙烯和四氯乙烯的排放[17]。

4.2.5 危险废物排放

对危险废物中污染物的潜在暴露，取决于废物是否仍在公共可接触的危险废物场所，或者有害物质是否已异地迁移到一个邻近的社区。由于危险废物被定义为毒性物质，因此，确定人群暴露是风险评估的一个关键组成部分。一般来说，危害性可以通过复合毒性（混合物的整体毒性）和暴露研究来确定。还必须确定各种情况下可能导致暴露的活动。将废物迁移到别处会增加周围社区居民的潜在暴露。如果污染物是挥发性的，且存在于灰尘或土壤中，这些污染物可能通过空气传播或通过渗透从地下水迁移到别处。除了对附近区域的暴露水平进行建模或测量外，还可以通过评估该地区人们的活动和行为来推断人们如何与毒性物质接触。由于儿童、青少年、成年人和老年人可能有不同的活动方式，导致接触的方式也会因年龄而有所差异。这与如何解决与上述每个来源相关的暴露问题并没有什么不同，但是可以提供一种方法来减少当地居民与危险废物排放的接触[18]。

对排放的危险废物的暴露表征需要考虑人们是否能够进入危险废物场所、哪些人能够接触，以及污染物在周围地区土壤中的分布程度。这些污染物在土壤中的分布可能会导致潜在的暴露。例如，居民在室外活动可能粘带污染物回家，公共或私人饮用水源被污染。许多危险废物场所有大量的毒性物质，包括微量元素（如铅、镉、砷），有机溶剂（如氯化溶剂、苯）和半挥发性有机化合物（如多氯联苯、农药）。

4.3 暴露和环境健康科学

图 1.1 右侧的毒理学是一门调查人员对毒性物质或疑似毒性物质进行机理和毒性测试研究的科学学科。这部分的连续体图还包括环境、职业流行病学和临床医学学科，用来理解毒性物质引起的疾病的病原学，以及对毒性物质的暴露与具体的健康影响之间的联系做出假设和/或诊断。最直接受益于暴露科学研究和应用的三个领域是流行病学、临床研

究和临床干预，因为它们都需要对暴露的人群进行分析。在许多情况下，流行病学研究试图通过收集最少量的暴露数据，并利用环境监测数据、问卷调查数据或猜想值作为暴露量的替代数据来验证暴露和健康不良影响之间的关系。这些暴露替代数据可能只是反映了环境标准浓度，但并不能代表远距离处的人群暴露量。错误的暴露分类可能会导致对实际风险的低估或高估，或无法提供为确定环境毒性物质与健康不良影响之间关联所需的数据[19-21]。

风险管理从根本上直接受益于现代的暴露表征，因为其结果可以减少管控策略或污染源识别的不确定性，而不是依赖于环境质量数据[11,22]。因此，暴露科学家对促成以下可能的举措至关重要：①建立有意义的暴露和健康影响关系或联系；②确定排放源与暴露的关系；③最终建立可减少风险和/或用于理解可能的与环境或职业健康相关的暴露。

在审阅从排放源到暴露最后到健康影响的相关信息时，确定某暴露源或其附近的暴露源与一个或多个暴露路径及暴露途径的联系是很有价值的。然后，对暴露途径和暴露量进行评估，以确定它们是否导致健康效应。在项目初期评估中建立暴露源、暴露、效应之间的联系，可以改进流行病学研究的设计并改善临床干预措施。

4.4　暴露科学与因果关系

确定人体是否存在与毒性物质的"接触"，对表明因果关系是必要的，至少可以加强流行病学调查中识别的关联性。暴露测量的结果可明确暴露强度和时间特征与疾病生物学特性之间的关系，并对受风险人群或个体提供减少暴露源或消除暴露的信息[21]。暴露科学的研究结果也可以用于减少风险的研究中，改进对一个化学物质或其他相关物质暴露的水平。使用"体外毒性测试工具"可以提供更快速的测量结果，改善风险评估中的危险特性部分[23,24]。这些方法应该与新引入的传感器设备一同用来改进多路径暴露表征[11]。

4.5 暴露科学与法律

暴露科学在诉讼和其他法律行为中的应用，开始于其用于证明或驳斥暴露与健康效应的关系的假设。其中的关键部分是，记录毒性物质与健康效应之间是否存在因果关系（通常是基于毒理学、临床医学和流行病学证据），以及提供有关个人或人群是否接触毒性物质的证据（暴露科学证据）。如果有暴露接触存在，下一步是估计暴露量和持续时间以确定是否足以引起不良后果。在毒物侵害案件中，在原告起诉其健康受损，或家庭成员或集体诉讼成员健康受损的情况下，暴露估计可以有效评估被告的责任。保护消费者的法律行动，通常由非政府组织、受影响企业的团体发起，而不是由公众成员提起。近年来，这些举动已经扩大到那些受风险的人群。他们可能并不完全准确地了解问题的所在，但他们有很重要的信息，有助于进行干预设计，以保护其社区免受环境污染暴露[11]。

其他暴露科学的应用还包括制定国家环境或职业健康标准控制战略、建立或修订地方法规以保护人体健康，以及保护我们的食品供应或其他消费品免受污染的安全标准。全球范围内的食品和其他消费产品标准是相对较新的领域，由于全球经济发展以及某些国家某些生产设施和生产过程缺乏标准或监管，这些领域正越来越受到关注。

参考文献

［1］ Lioy PJ. Assessing total human exposure to contaminants. A multidisciplinary approach. Environ Sci Technol 1990; 24: 938-945.

［2］ Zartarian V, Bahadori T, McKone TE. Adoption of an offical ISEA glossary. J Expo Anal Environ Epidemiol 2005; 15: 1-5.

［3］ Duan N. Models for human exposure to air pollution. Environ Int 1982; 8: 305-309.

［4］ Mckone TE. Human exposure to chemicals from multiple media and through multiple pathways—research overview and comments. Risk Anal 1991; 11: 5-10.

［5］ Mckone TE, Daniels JI. Estimating human exposure through multiple pathways from Air, Water, and Soil. Regulatory Toxicol Pharm 1991; 13: 36-61.

［6］ Pellizzari E, Lioy PJ, Quackenboss J, Whitmore R, Clayton A, Freeman N, et al. Population-based exposure measurements in EPA region 5: a phase I field study in support of the national human exposure assessment survey. J Expo Anal Environ Epidemiol 1995; 5: 583.

[7]   Dixon SL, Gaitens JM, Jacobs DE, Strauss W, Nagaraja J, Pivetz T, et al. Exposure of U.S. Children to Residential Dust Lead, 1999-2004: II. The contribution of lead-contaminated dust to children's blood lead levels. Environ Health Perspect 2009; 117: 468-474.

[8]   Hore P, Robson M, Freeman N, Zhang J, Wartenberg D, Ozkaynak H, et al. Chlorpyrifos accumulation patterns for child-accessible surfaces and objects and urinary metabolite excretion by children for 2 weeks after crack-and-crevice application. Environ Health Perspect 2005; 113: 211-219.

[9]   Egehy PP, Cohen Hubal EA, Tulve N, Melnyk LJ, Morgan MK, Fortmann R, et al. Review of pesticide urinary biomarker measurements from selected US EPA children's observational exposure studies. Int J Res Public Health 2011; 8: 1727-1754.

[10]   Bennett DH, McKone TE, Evans JS, Nazaroff WW, Margni MD, Jolliet O, et al. Defining intake fraction. Environ Sci Technol 2002; 36: 206A-211A.

[11]   NRC. Exposure science in the 21st century: a vision and a strategy. Washington, DC: The National Academies Press; 2012.

[12]   Zhu X, Fan Z-H, Wu X, Meng Q, Wang S-W, Tang X, et al. Spatial variation of volatile organic compounds in a "Hot Spot" for air pollution. Atmos Environ 2008; 42: 7329-7339.

[13]   Lioy PJ. Exposure science: a view of the past and milestones for the future. Environ Health Perspect 2010; 118: 1081-1090.

[14]   Spengler J, Samet JM, McCarthy JF. Indoor air quality handbook. New York, NY: McGraw Hill; 2000.

[15]   Lioy PJ, Nazarenko Y, Han TW, Lioy MJ, Mainelis G. Nanotechnology and exposure science what is needed to fill the research and data gaps for consumer products. Int J Occup Environ Health 2010; 16: 378-387.

[16]   Nazarenko Y, Zhen H, Han T, Lioy PJ, Mainelis G. Nanomaterial inhalation exposure from nanotechnology-based cosmetic powders: a quantitative assessment. J Nanopart Res 2012; 14: 1229.

[17]   Schreiber JS. An exposure and risk assessment regarding the presence of tetrachlorethene in human breast milk. J Expo Anal Environ Epidemiol 1992; 2: 15-26.

[18]   US EPA. Guidelines for exposure assessment. EPA/600/Z-92/001. Washington, DC: U.S. Environmental Protection, Risk Assessment Forum; 1992.

[19]   Lebowitz M, Lioy PJ, McKone TE, Spengler J, Adgate JL, Bennett D, et al. The necessity of observing children's exposure of contaminants in their real-world environmental settings; 2008.

[20]   US EPA. Integrated review plan for the national ambient air quality standards for particulate matter. EPA 452/R-08-004, ORD. Washington, DC: U.S. Environmental Protection Agency; 2008.

[21]   US EPA. Air quality criteria for particulate matter. EPA/600/P-99/002bF. Research Triangle Park, NC: U.S. Environmental Protection; 2004.

[22]   NRC. Science and decisions: advancing risk assessment. Washington, DC: The National Academies Press; 2009.

[23]   Cohen-Hubal EA. Biologically relevant exposure science for 21st century toxicity testing. Toxicol Sci 2009; 111: 226-232.

[24]   NRC. Toxicity testing in the 21st century: a vision and a strategy. Washington, DC: The National Academies Press; 2007.

5

暴露科学研究设计

　　暴露科学的调查设计有多种形式，这在 1991 年的 NRC 报告中已有概述。其中最常见的两种设计是"立意抽样"和"概率抽样"。对于前者，"目标群体"的定义很明确并且通常是均一的类型（如果可能的话设立对照组），也可采集特定的样本对具体的暴露或健康问题进行评价（表 4.1）。尽管这些便利样本限制了其对更广泛人群进行推断的应用，但仍为暴露模型构建或对可疑暴露来源问题提供了帮助[1]。然而，在每种研究设计中，由于对人群或地点选择方法的不同，暴露估计可能会产生偏差。"概率抽样"源自统计抽样，包括随机的、系统的、分层的和其他（如整群、多级）的抽样形式（表 4.1）。通过概率抽样得到的样本的暴露量可以代表抽样大群体的暴露量。但如果采集到的样本数量小，即使可以较好地估算平均暴露水平，也可能错过一些极端暴露，而这些极端暴露往往会主导人体健康风险评估。

　　人类暴露研究设计的关键是对接触到的毒性物质的测定或估算。根据暴露的时间依赖性，科研人员开发出了两种测定暴露的方法：直接法和间接法。与传统的环境暴露监测方法相比，这两种方法更为复杂。传统的环境暴露监测往往可以通过在环境中放置监测器来完成，这些监测器通常放置在收集样品的人员可以控制访问的地点。除非在采样地点采集到的污染物浓度与人群实际暴露地点的浓度相同，否则这些样品并不能代表实际人体暴露污染物的浓度。例如，在某个屋顶测定的一氧化碳浓度并不能代表交通道路上的一氧化碳浓度[2]；食品超市购物篮上的毒物浓度与人吃的食物中的毒物水平并不一致，在距离家两英里（1英里＝1.609千米）外的一个地下含水层测定的毒物浓度与家门口水井里的毒物水平也是不同的[3]。

某些状况下的环境监测可以用来估算人体暴露量，并经常通过它来估算大量人群的暴露状况，如对细颗粒物（$PM_{2.5}$）的暴露评估（$PM_{2.5}$是一种无处不在的空气污染物，并会在大气中存在很久）[4]。在其他情况下，对具有明确来源并影响个体或有限人群的化学物质，可尝试重建暴露。这些暴露要足够独特，在环境中的定量水平足以代表这个群体对此化学物质的接触量和暴露风险[5]。

用直接测定法采集用于表征暴露的样品，需要与被评估的个体或人群进行合作，以便在相关的地点和接触的介质或消耗的物品中采集到与研究对象相关的样品。这可能会成为参与人员的负担，但也可以引导其成为一个有意义的社区参与活动。当暴露情况发生变化时，现在的测定值并不能准确反映过去的暴露水平，那么如何确定历史暴露值就变得非常具有挑战性。确定历史暴露值是采用相似条件下测定的浓度还是使用为特定暴露场景开发的暴露模型，可以通过了解个体在暴露期间的活动模式来帮助选择。社区记录记录着随时间推移而发生的变化，可能是一些重要信息的来源。对特定排放源的暴露表征经常用来建立环境暴露-反应的关系，但需要许多的暴露测量来增加其环境监测数据[1,6-8]。

直接测定法通过对个人或个人生物样品监测来测定暴露[9]。在工作场所的暴露测定有不同的合规性要求，主要是为了符合美国职业安全与健康管理局（OSHA）或《煤矿安全条例》（Mine Safety Regulations）的法规[10]。用来评估每个暴露途径的关键因素有：①环境吸入暴露：个体需要持续地戴着空气监测器；②膳食摄入：食品和饮料样品中的暴露量的估计要与一个人食用的食物种类、食物量和频率相对应；③非膳食摄入：确定经口摄入污染物的量，包括通过手或手接触的表面而入口，以及入口频率；④皮肤暴露：可以通过戴皮肤贴片、手擦样品，以及测定用于清洗、淋浴、盆浴、游泳水体中的浓度来测定皮肤暴露，同时要考虑这些活动的频率和持续时间。

生物监测可以通过测定人体内毒性化合物、元素，以及它们在生物介质中的代谢物浓度负荷来确定与之相对应的暴露量。有关个人样本采集和生物监测的方法详见后续章节。

第二种测定方法是间接暴露监测。这种方法通常先确定具有均一暴露浓度的地点或行为，然后从这些地点采集样品，并结合在此地点或行为下个体暴露的频率和时间，利用公式 2.2 进行暴露表征。在微环境中采样是比较常见的暴露监测方法。

5.1 人类活动和行为

正如通篇讨论的，暴露科学研究和传统环境科学研究之间的一个主要区别是暴露表征需要收集人类行为和实时活动信息。政策法规和公共卫生机构往往只把重点放在环境数据的收集上，说明这些数据对暴露分析至关重要。但环境数据测量只是暴露测量表征的众多方法中的一个。暴露研究中的另外两个关键部分是人类活动模式和人类行为，其中任何一个变化都可能改变个人对毒性物质的暴露量。对于这些方面的暴露研究始于 20 世纪 80 年代，不同的研究小组开始记载会增加或减少暴露量的那些共同的活动行为[10-21]。这些数据主要是通过问卷调查的方式获得。问卷问题主要围绕个人所在的地点、花在不同地点的时间以及在每个地点进行的活动设计。获得的答案有助于了解个人与毒性物质的接触情况。问卷调查收集到的其他信息也可能有助于暴露评估，如特定地点存在的潜在污染源，以及家庭和工作场所环境的特征[10-12]。这些调查问卷数据已被美国国家环境保护局（EPA）纳入全国性的计算机信息系统，建立了美国国家人类活动数据库，即"综合人类活动数据库"（Consolidated Human Activity Database，CHAD）[14]。至关重要的是，这类数据库保持持续更新，因而它们可以反映各阶层人口不断变化演进的活动和行为。CHAD 及其他的数据库现在被广泛用于各种暴露模型中，用来估算通过单一途径或多个途径进入人体的暴露量。然而，个人的活动模式仍有很大的不确定性，这些活动模式与毒物接触的强度、时间和总暴露量相关。例如，一位母亲喷洒抗菌化学物质给玩具消毒，或成年人在没有通风的家庭作坊中使用具有挥发性的毒性物质等。从手机、手提电脑的出现，到目前安装了许多"APP"的智能手机的广泛使用，这些新的人类行为模式变化需要被纳入人类活动数据库中。这些行为变化同时也促进了新兴研究手段的发展，包括使用智能手机获取随时间而变化的空间和源数据[6,22]，以填补重大知识缺口。

调查人员使用问卷调查来量化影响暴露的人类行为，尽管有时会存在很大的不确定性。例如，当由小孩的父母或其他照顾小孩的人完成问卷时，调查结果表明孩子在一个小时内把触摸表面的手放入口中的次数远低于10次。但随后的观察研究表明，幼童在手触摸表面后的手口接触频率实际要高很多。

如果暴露来自于饮用水，则需要通过调查问卷了解自来水的消耗量，并与该社区中瓶装水的消耗量相比较。如果该社区的居民只饮用瓶装水，那么基于自来水中毒物浓度来进行暴露分析就会高估暴露量。

虽然流行病学的调查仍使用问卷调查的形式，但现在的问卷调查改进了措辞，可以更好地捕捉到影响暴露的行为。这些更为准确的人类行为信息可以用于重建或预测潜在的危害暴露（如住宅附属的车库），从而更好地解释微环境中的暴露数据。改进暴露估算的最佳方法之一是观察性研究，这种研究需要在不改变参与者行为的情况下进行。一种方法是在获得参与者、家长和伦理审查委员会（Institutional Review Board, IRB）的同意之后，对儿童或成年人的日常活动进行录像。拍摄录像的人员必须是不被注意到，并且不能与拍摄对象进行任何互动。这种方法最早用于评估儿童用手接触喷洒过杀虫剂物品表面的频率，以估算接触次数[18-20]。该方法有效地减少了对不同类型人群暴露估算的不确定性，尤其是正在学步期的幼儿和较为活跃的青少年。例如，幼儿在触摸表面后手口接触次数在一个小时内最高可达40次。同时，这种方法也为更好地研究与暴露相关的儿童行为打开了一扇窗，如观察到一些非预期的行为会引起较高的暴露量。这些行为包括儿童坐在储存着毒性物质的容器上，在喷洒过农药的农田中玩耍，以及舔舐、咀嚼各种类型的表面和物体。观察研究的工具有助于验证输入到暴露模型中的数值分布。确定暴露模型中输入数据的准确性对估算暴露至关重要，这将会大大提高我们对环境健康影响的评估的准确性。

5.2 环境监测数据到暴露数据的外推

图 1.1 中的流程图提供了判断是否能发生暴露或已发生暴露的起点，以及所得信息能否确定排放源与暴露的关系。流程图中的第一个术语是"排放源"，如果没有排放到周围环境、室内、学校、工作场所或个人参与的其他微环境 / 活动中，也就不存在与毒物的接触或暴露。如第二章和第四章所述，"排放源"这个词通常令人联想到被围栏围住的大面积土地上的工业排放，或是来自机动车尾气管的排放。这些都是典型的大型环境排放源，但与环境科学相比，暴露科学的现代应用包括许多较小的排放源，如加油站、自来水、干洗衣服，甚至在家庭中使用的产品等，这些往往才是造成某些特定化学物质暴露的重要来源。这种情况一般会发生在当小的排放源离个人足够近，且暴露持续较长时间的情况下。图 5.1 描绘了家中存在的一些明显的和不明显的排放源。表 5.1 列出了一些重要的排放源。确定"邻近"排放源是解决暴露问题或进行法医暴露调查的一个重要部分。因此，研究因果关系（暴露-健康影响关系）也必须要考虑那些最明显的或传统源之外的排放源。框 5.1 列举了室内不同微环境中苯的暴露源及它们如何对苯暴露产生影响。框 5.2 提供了家中地垫和地毯如何影响杀虫剂暴露的实例。暴露量是根据 Morgan 等人采集的数据[23]以及美国《暴露因子手册》（*Exposure Factors Handbook*）的数据计算得到。

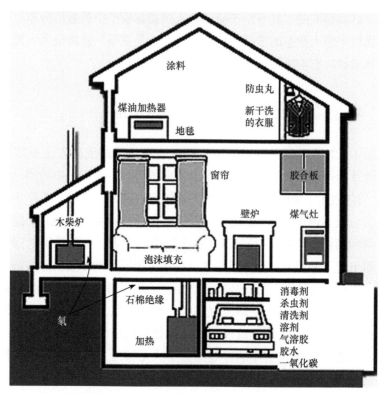

图 5.1　室内多途径暴露的排放源类别（http://dec.alaska.gov/air/anpms/ id_aq/
idaqhome.htm）

表 5.1　对个人暴露产生影响的邻近的排放源

地点	介质	污染物
家	地毯、鞋子和宠物身上所附的灰尘	灰尘、半挥发性有机化合物，如杀虫剂、金属（铅）、过敏原、霉菌和细菌
	新的家具、涂料、含氯的自来水、被污染的井水	挥发性有机物（VOC）（如甲醛）、氯仿、各种溶剂
	燃烧源：香烟、木柴炉、壁炉	颗粒物、多环芳烃
	燃气用具：炉具、加热器	二氧化氮
	维护或清洁不足：剥落的油漆、潮湿的环境、漏水	铅（旧的油漆）、霉菌、过敏原、宠物皮屑、尘螨

续表

地点	介质	污染物
个人护理产品	喷洒、释放、直接应用于身体	纳米粒子：邻苯二甲酸酯、甲醛、对羟基苯甲酸酯、二氯苯氧氯酚（内分泌干扰物）
家庭清洁用品	对家中的物品表面喷洒和使用	氨、1,4-二噁烷、烷基酚聚氧乙烯醚、2-丁氧基乙醇、氯化物溶剂、石油化学品、含氯漂白剂
室内空气化学	与臭氧、二氧化氮、亚硝酸盐、家庭产品用品中的氯（如空气清新剂）和人的排放物发生的化学反应	醛、酮、氯胺、与柠檬烯反应生成的亚硝酸胺、蒎烯、二乙醇胺
农药	由居民和商业用户喷洒在家里或家周围	拟除虫菊酯容易在整个家庭中进行重新分布，并进入泡沫玩具、家具、地毯中
机动车室	保养不良的车辆	汽油里的挥发性有机物（VOC）
	在交通拥挤地方的加油站中加油	柴油颗粒
附属车库	燃气罐、小型燃气发动机、汽车	汽油里的挥发性有机物（VOC），如苯、甲基叔丁基醚、己烷
公共交通工具	公共汽车、火车、靠近道路的自行车、飞机	柴油排放、一氧化碳、臭氧、细菌、病毒、醛类
室外游乐区	后院、人造草场	来自先前的含铅汽油排放或外部油漆里的铅沉积、施用于草坪的杀虫剂、人造草坪上的着色剂

框 5.1　苯暴露：一个多排放源的例子

挥发性有机化合物苯已经成为工业革命以来对人类健康造成负面影响的一个主要因素。汽油中的苯有许多潜在的暴露途径，包括：地下汽油储罐的泄漏可能会污染水源、污染土壤的气体渗透进住宅的地下室、从存放在住宅附属车库内的汽油罐和小型汽油发动机（如割草机、吹雪机）里释放出的气体、从维护不善的汽车中释放出的气体。在汽车加油期间，或在室内不适当使用汽油作为去除油脂的溶剂时，都可以造成苯蒸气的释放。苯也是香烟烟雾的一个组成部分，所以吸烟者和吸二手烟的人有额外的苯吸入暴露。从这些人们生活、玩耍或聚集的地方的排放源产生的苯暴露可能远高于来自工业源的暴露。

使用公式 2.2 计算得到不吸烟成年人苯的平均暴露量如下（数

据来自于 Weisel[24] 和《暴露因子手册》[25]）：

微环境	空气中的浓度（μg/m³）	微环境中的暴露时间（min）	日暴露量（μg）	贡献度百分比（%）
居住室内	4.9	946	4600	37
室外	3.1	187	580	5
其他室内地方	1.4	211	3000	24
在途中	24	93	2200	18
加油期间	700	3	2100	16

框 5.2　作为灰尘储存库的地毯

　　家里的地毯是许多常见毒物的直接来源，包括各种化学性、物理性或生物性的毒物。家中铺设地毯会使人感到温暖、宁静、美观，同时也可防止跌倒受伤。但使用地毯有一个"意外后果"（这个术语在我们试图用毒性较小的物质替代毒性物质时经常提到），就是随着时间的推移，微量的非挥发性和半挥发性物质和有生物活性的物质会在地毯中蓄积。这些物质可能是有毒的，且不会很快降解。家中的杀虫剂来源包括常规的病虫害防治，或在户外和作物上施用的杀虫剂通过空气传播进入（有时称为漂移）家中。另外，在踏过喷洒杀虫剂区域的鞋子上或家畜身上也可以检测到杀虫剂。而一旦进入室内，杀虫剂可以重新分布到玩具上，并被地毯上的灰尘吸附累积[26]。

　　用公式 3.2 可以计算一个 3~6 岁儿童通过不同途径暴露于反式-氯菊酯（杀虫剂）后的内暴露量（数据来自 Morgan 等[23] 和《暴露因子手册》[25]）。

暴露途径	在介质中的浓度	摄入量	内暴露量（ng/d）	百分比（%）
灰尘（摄入）	300ng/g	50mg/d	15	34
土壤（摄入）	3.0ng/g	60mg/d	0.18	0.4
食物（摄入）	0.22ng/g	110g/d	24	54

续表

暴露途径	在介质中的浓度	摄入量	内暴露量（ng/d）	百分比（%）
吸入	0.32ng/m³	12m³/d	3.4	8
经皮	0.01ng/cm³	1.5% 吸收率，80cm² 手接触面积，每天接触 120 次	1.4	3

5.2.1　多环境介质中的浓度

对人体健康产生显著影响的多种毒性物质可能同时存在于多种环境介质中。对暴露而言，主要关注的环境介质是空气、水、土壤、灰尘和食物。在一些情况下，存在于各种介质中的污染物都会对公共健康造成影响。而在其他情况下，往往只有一种介质才需受到关注。污染物在其关注浓度下的持久性在不同环境介质中可能不同。这些问题通常使用累积暴露和聚集暴露的方法进行研究。

以铅为例，它是存在于多个介质中的污染物[27]。铅从点源（如冶炼厂）被排放进空气中，它在排放点的浓度最高，之后随着时间的推移，空气中铅的浓度随着排放率和当地气象条件的变化而改变。从历史上看，直到 1996 年铅被禁止用于汽油中之前，美国大气中广泛分布着高浓度的铅，这和汽车排放的铅相关。之后大气中的铅沉降到地面，进入到土壤中。沉积在土壤中的铅会在该区域内一直存在，只有通过移除或更换土壤表层，或者用足够多的干净土壤覆盖原来的土壤，才能避免铅的再次暴露。对于 1978 年尤其是 1950 年之前建成的房屋，粉碎、剥落的外墙涂料中的铅，是住宅附近土壤中铅的来源，会造成在室外玩耍的孩子铅暴露。造成铅暴露的第二种介质是饮用水。铅可以来自水源或通过水处理过程进入水体，也可能来自公共或私人的输送系统或家里的水管。它能从旧的含铅的管道、管道焊料和配件中进入自来水。若水在水管或管道固定装置中滞留时间过长，铅在水中的浓度就会上升。因此如果第二天直接使用水管中过夜的自来水，铅的摄取量也会随之增加。在使用自来水前，将水龙头打开一段时间放掉水管中过夜的自来水（即首次冲洗），可以减少人体对铅的暴露。另一个可以减少来自水体中的铅暴露措施，是使用维护良好的净水器来净化饮用水和 / 或烹饪用水。人的活动行为模式（饮用自来水和瓶装水）和房屋特征（水净化器的使用、类型和维护）信息将有助于确定自来水中铅的暴露。来源于食物中的铅通常浓度比较低，分布也比较零散。但在被污染的土壤中生长的蔬菜，在食物准备过程中的积累，或者食用被放置在灰尘较多地方的食物，都可能造成额外的铅暴露。儿童和成年人可能会拿起掉落在地板或其他物体表面上的食物直接食用。其中就包括带黏性的食物（如棒棒糖）或被唾液润湿的食物。蓄积在灰尘中的铅就会通过这些食物和未洗过的手的接触被摄入体内。铅通过非食物摄入进入体内的一个介质，是一些在 1978 年以前（尤其是 20 世纪 50 年代以前）建成的房屋上的涂料。如果有这些含铅的漆片存在，并且这些铅漆片最终落在手上（尤其是儿童手里），就有可能造成高浓度的铅暴露。另外，铅偶尔出现在陶器的釉料和油漆中、出现在某些化妆品中或在一些文化活动中用作染料或颜料。最近，在一些色彩鲜艳的玩具和首饰中也检测到铅。铅也会在一些工作中用到，并通过工人的衣服被带回家中。在我们这个时代，儿童血铅水平的升高已经成为主要公共健康问题之一。然而，和许多其他的毒性化合物一样，铅的多源性使得确定铅的实际暴露途径和来源非常具有挑战性。

以上介绍了综合暴露评估里的排放源和多介质浓度概念。要实现接触，不管是最终或邻近的排放源，都必须以某种方式关联到进入人体的暴露途径：吸入、摄入、经皮或在一些情况下的注射。

5.3　暴露测定

暴露测定最好能检测到个人或人群在每个地方接触的每个介质里的目标污染物。个人监测器可以用于呼吸暴露测定（见 5.3.4）。

5.3.1　问卷调查

问卷调查结果可以用于分析评估导致人群潜在暴露的活动和地点信

息。这些工具可以从大量的参与者那里收集到用于预测暴露的信息，单独或者与微环境采样相结合收集信息，也可以用来评估历史暴露情况。问卷调查可以通过面对面、电话、网络或者邮件的方式进行。问卷调查的设计和验证对于获得有效的暴露信息至关重要。问卷调查的问题应该针对回答问题的人进行设计，且应简单、明确、直接和易懂，在某些情况下问题需要翻译成非英语的其他语言。这就需要谨慎地选择措辞，避免使用技术术语，并使用参与者熟悉的语言。问题的形式可以是开放式的，应答者自行提供答案；也可以是封闭式/多选项的，应答者选择一个或者多个答案。对于封闭式问题，设计者应该提供所有可能的答案（"上述任何一个都不是"可以成为一个选项），并且答案之间没有重叠。选项可以是单个答案、数值范围或者等级排名。封闭式问题往往更好，因为它们的数据更适合计算机形式的编码和储存及随后的统计分析。

在研究问题之前，需要确定那些会对健康有负面影响的行为活动，感兴趣的物质的潜在来源，以及其他潜在的混杂因素。即一开始要先知道如何使用研究结果（你研究的问题是什么），否则可能收集不到有用的信息来回答所研究的问题。在问卷调查中一个常见的问题是没有包括关注的有害物质所有的潜在来源。当研究者不熟悉被研究人群的文化或居住区，或不熟悉家里或者其他微环境中危害物的潜在来源，这种情况就有可能发生。问卷调查的实施有两个关键部分：试点测试和验证研究。调查人员和工作人员审阅调查问卷后，应在目标社区一小部分参与者那里先试行。获得的反馈可以帮助研究人员了解参与人员对问题的理解程度，是否需要修改问题的措辞，或者增加一些参与者觉得重要的问题。问卷调查可以在其全面实施之前做相应调整。

对于问卷调查结果的验证相当于任何研究项目中的质量控制/质量保证步骤，但这种验证在与人相关的研究中往往很难实施。这里有两种方法可能有助验证的实施：①在问卷调查表的不同部分加入一些措辞类似的不同问题来得到同样的信息；②进行不止一次的问卷调查。假设问卷回答不随时间不同而变化，那么在任何情况下得到的答案应该是一致的。其他方面的考虑是，对于开放式的问题，答案应该在合理的范围内，从调查结果中得出的结论应该适用于被评估的人群。

许多研究已经开发了问卷来评估暴露，这为以后研究所需要的问卷提供了基础[11,28,29]。如果使用相同的问卷模块，不同研究得到的问卷答案可以进行互相比较。设计问卷时还有许多额外的考量。问题的顺序很重要，因为前面的问题会影响到后续问题的答案，而且问题的组织表达风格应该一致（例如把评级作为选项，在不同问题间应保持相同的顺序，不要一部分使用从低到高的评级，而下一部分使用从高到低的评级）。对于可能引起情绪激动反应或询问有关财务状况的问题，建议避免或者放到调查问卷的最后。把问题编号，并指出还有多少问题未答，会对问卷调查参与者有帮助。最后，不要插入无关的问题，因为参与者可能对回答冗长的问卷失去兴趣。

随着互联网问卷调查的出现，如果前面问题的答案表明跟某部分问题不相关，可以使用分支算法跳过一些不相干的问题[30]，以减少完成问卷调查所需要的时间。例如，在一个关于家的问卷调查中，如果被调查人表明他们家里没有与房子相连的车库，关于在车库里储存什么的问题就可以被跳过。互联网问卷调查可以通过限定参与者只有回答完重要问题后才可以进入下一题的方式，来避免参与者跳过关键问题；或限定对关键问题的有效输入，如限定可接受的年龄范围从 0 岁到 120 岁。对所有进行问卷调查的人员提供如何实施问卷调查的清晰明确的说明，并教导他们不要引导参与者做出特定的回答。问卷调查的设计和实施需要培训和技巧。这些应该与一些经验丰富的问卷调查人员合作获得，并且所有这些问卷调查和施行都必须至少得到当地 IRB（机构伦理委员会）的批准。

5.3.2　微环境

微环境的概念是风险评估中暴露建模及估算至关重要的部分。微环境通常被定义为一个单独的空间或一些聚集点，甚至是一个地点内的各种活动。微环境中被评估的污染物浓度分布均一，并可以被视作物质会完全混合的理想空间[8]。因此，微环境是只要个体在微环境中活动，就会具有相同暴露量的地方。如果一个人从一个地点移动到另一个地点，或在同一地点从事会导致不同暴露的不同活动，都将被视为不同的微环境。定义微环境并确定与之相关的暴露浓度是暴露建模的关键组成部分。最简单的方法就是将微环境中的浓度数据乘以在该微环境中的活动时间，然后将相关时间段不同的微环境暴露相加（见公式2.2）。这种方法没有考虑到在这些微环境中可能发生的不同人类行为引起的暴露强度的变化。美国EPA的综合人类活动数据库（CHAD）列出了人们在不同微环境中活动的频率和持续时间[14]。简单的典型微环境可能包括室外、住宅室内、工作或学校室内、途中和其他情形的室内。独特的微环境需要考虑其随污染物种类、暴露途径、暴露地点及人们的行为等这些因素的变化而改变。例如，对于含氯水这种消毒副产物（disinfection by-products，DBP）的暴露而言，除了要考虑上述提到的五个微环境外，还要考虑住宅室内的淋浴间和浴室及作为休闲用的泳池，因为这些独特的微环境与其他地点相比是DBP的重要来源，会显著提高DBP的人体暴露浓度。

5.3.3 生物测量

生物标记物是可以标记由暴露引起的人体体液或组织发生的生理、化学和生物学改变的生化指标，它的浓度与关注的暴露浓度成比例变化，它可以直接度量暴露情况。暴露的生物标记物包括化合物本身或元素、其代谢物或加合物。生物标记物在体内理论上存在的时间见图2.1。该时间取决于关注的化学物质，及其代谢物或加合物的固有特性。以上生物标记物对长期和短期的生物效应都起到很重要的作用。

生物标记物可以在一些体液和组织中测得，包括呼吸道、血液、尿液、头发、手指甲或脚趾甲、母乳、脂肪组织和鼻腔灌洗液。如果测定的生物标记物对于特定的暴露化学剂是独有的，生物标记物的存在可以确认暴露的发生。然而许多代谢物或者反应可与多种化学物质相关，这就阻碍了用这些生物标记物来确定源于特定化合物的外部暴露。另外，质量保证/质量控制在此方法中是必需的，要确保样品没有被污染或在收集和储存过程中没有发生样品损失，这些问题在生物标记物测定中非常常见。生物标记物在体内的浓度通常随着时间变化，这与身体持续的代谢或排泄有关（图 2.1）。虽然浓度随时间的变化通常遵循指数曲线，但大多数生物样品仅在单个或有限数量的时间点收集和测定。其中被较好记录的生物标记物包括血液中多氯联苯、铅、一氧化碳和汞的浓度。自 20 世纪 90 年代中期以来，作为国家健康和营养检查调查的一部分，美国疾病预防控制中心（CDC）一直在定期测定许多有机化合物和金属信息[17,31-33]。这些测定提供了一百多种毒性物质的国家浓度基线水平及它们随时间和空间分布的趋势信息。这些数据可以用于确定个人的暴露浓度水平是分布在全国正常水平内还是分布在极端区。生物标记物有时可以提供暴露在体内存储的剂量及进入体内途径的信息。此外，代谢酶或显性性状的遗传多样性可以诱导或抑制代谢，这会改变生物标记物浓度变化的速率，从而导致生物标记物浓度在相同暴露下个体之间潜在的巨大差异[29,34-39]。然而如果仅有生物标记物的测定数据，没有和暴露源联系在一起，并不能提供足够的信息来确定何时、何地、如何暴露及暴露高低的信息。此外，在没有人类活动数据的情况下，生物标记物并不能提供关于暴露真正来源的太有用的信息。充分利用生物标记物信息来评估体内的药物代谢动力学和药效学，需要了解有关暴露的时间和途径的信息。因此，同时得到体外和体内暴露标记物的测量数据非常重要。

5.3.4　个人暴露测量

个人暴露的测定是为了表征个人直接接触的污染物水平[6,8,9,38]。对于吸入暴露，可以将采样器的入口放置在个人的呼吸区域。其中最常见的两种吸入采样器是，主动采样器和被动采样器。主动采样器使用个人取样泵吸入空气到采样介质上来收集污染物，该泵由电池供电，可以穿戴在腰部或者放于背包中携带。空气中的污染物也可以通过微型传感器测定，只是许多传感器仍在研发阶段。

颗粒物通常用过滤器收集；蒸气或气体用吸附剂收集；半挥发物质先使用过滤器然后再用吸附剂收集，或者先使用扩散管（去除气相）然后用过滤器和吸附剂收集。收集到的介质被运回实验室分析。个人取样泵采样流量可以根据采样的持续时间和检测方法的灵敏度来选择，最高可达 10L/min。一个设计良好的研究会优化采样流量和时间，以便检测到关注的污染物水平。被动采样器经常用于采集气体和蒸气样品。它使用特定几何形状的采样器采集污染物，污染物通过扩散原理和高效吸附性到达收集介质。与使用采样泵相比，被动采样器通过扩散原理的采样方法效率要低得多，但其优点是比采样泵小得多、重量轻，而且没有易坏的可移动部件。因此，如果采样浓度足够高或采样时间足够长，被动采样器往往是首选。主动采样器和被动采样器提供了一定时间段内污染物平均或者累积的空气浓度。最近，人们已经开发出了用于各种气态化合物和粒子计数的连续传感器，用以持续地测定、储蓄和/或传输浓度信息，这些信息储存于电子数据库中。这些设备提供的关于急性或高峰暴露和平均暴露的信息，可以对评估某些由暴露引起的有害健康效应提供有利帮助。

皮肤暴露可以通过擦手巾擦拭和戴在衣服上的贴片，来测定个人皮肤与污染物的接触量。手是与外界表面接触最多的身体部分。擦手巾预湿后（通常用酒精、水或者醋）擦拭手的两面来采集样品，擦手巾的材料要适合分析方案且不含或含低浓度的目标化学物质。采样时要注明手的尺寸。擦手巾收集的样品代表取样时手表面存在的污染物，由于手与物体表面反复接触，通常此时手上的污染物与留在接触表面的污染物间已达到一个浓度平衡。因此，擦手巾上测得的污染物的量不能代表皮肤已吸收，或者通过手口接触而被经口摄入的污染物的量。贴片应该放在衣服上最有可能和污染物接触的地方，比如个人步行穿过或者跪在一片被农药处理过的植被区时，贴片应该放在腿上。

食品取样可以采用"复制盘"的方法。参加者准备两盘相同的食物（复制盘和原盘），"复制盘"上对应"原盘"上被吃掉的食品部分被保存用于分析，未被吃掉的部分则从"复制盘"上移除。这个方法的关键是要确保"复制盘"上的食品和"原盘"上的食品有一样的加工过程，而不仅仅是相同的原料，因为食品的处理和加工过程可以改变食品中污染物的含量[38]。

参考文献

[1] NRC. Human exposure assessment for airborne pollutants: advances and opportunities. Washington, DC: The National Academies Press; 1991.

[2] Ott WR. Development of criteria for siting air monitoring stations. J Air Pollut Control Assoc 1977; 27: 543-547.

[3] Chen W-J, Weisel C. Concentration changes of halogenated disinfection by-products in a drinking water distribution system. J Am Water Works Assoc 1998; 90: 151-163.

[4] EPA. US. Integrated review plan for the national ambient air quality standards for particulate matter. Washington, DC: US Environmental Protection Agency; 2008EPA 452/R-08-004, ORD.

[5] Georgopoulos PG, Lioy PJ. From a theoretical framework of human exposure and dose assessment to computational system implementation: the Modeling Environment for Total Risk Studies (MENTOR). J Toxicol Environ Health 2006; 9: 457-483.

[6] NRC. Exposure science in the 21st century: a vision and a strategy. Washington, DC: The National Academies Press; 2012.

[7] Lioy PJ. Exposure science: a view of the past and milestones for the future. Environ Health Perspect 2010; 118: 1081-1090.

[8] Ott W, Steinemann AC, Wallace LA. Exposure analysis. Boca Raton, FL: CRC Taylor&Francis; 2007.

[9] Lioy PJ. Assessing total human exposure to contaminants. A multidisciplinary approach. Environ Sci Technol 1990; 24: 938-945.

[10] Lebowitz M, Lioy P, McKone T, Spengler J, Adgate JL, Bennett D, et al. The necessity of observing children's exposure of contaminants in their real-world environmental settings. 2008.

[11] Lebowitz MD, Quackenboss JJ, Kollander M, Soczek ML, Colome S. The new standard environmental inventory questionnaire for estimation of indoor concentrations. J Air Pollut Control Assoc 1989; 39: 1411-1419.

[12] EPA. US. EPA's stochastic human exposure and dose simulation (sheds) model. Washington, DC: US Environmental Protection Agency; 2012.

[13] Glen G, Smith L, Isaacs K, McCurdy T, Langstaff J. A new method of longitudinal diary assembly for human exposure modeling. J Expo Sci Environ Epidemiol 2008; 18: 299-311.

[14] McCurdy T, Glen G, Smith L, Lakkadi Y. The national exposure research laboratory's consolidated human activity database. J Expo Anal Environ Epidemiol 2000; 10: 566-578.

[15] Mckone TE. Human exposure to chemicals from multiple media and through multiple pathways—research overview and comments. Risk Anal 1991; 11: 5-10.

[16] Xue J, Zartarian V, Moya J, Freeman N, Beamer P, Black K, et al. A meta-analysis of children's hand-to-mouth frequeny data for estimating nondietary ingestion exposure. Risk Anal 2007; 27: 411-420.

[17] NRC. Science and decisions: advancing risk assessment. Washington, DC: The National Academies Press; 2009.

[18] Freeman NC, Jimenez M, Reed KJ, Gurunathan S, Edwards RD, Roy A, et al. Quantitative analysis

of children's microactivity patterns: the Minnesota children's pesticide exposure study. J Expo Anal Environ Epidemiol 2001; 11: 501-509.

[19] Reed KJ, Jimenez M, Freeman NCG, Lioy PJ. Quantification of children's hand and mouthing activities through a videotaping methodology. J Expo Anal Environ Epidemiol 1999; 9: 513-520.

[20] Zartarian VG, Ferguson AC, Ong CG, Leckie JO. Quantifying videotaped activity patterns: video translation software and training methodologies. J Expo Anal Environ Epidemiol 1997; 7: 535-542.

[21] Ko S, Schaefer PD, Vicario CM, Binns HJ. Relationships of video assessments of touching and mouthing behaviors during outdoor play in urban residential yards to parental perceptions of child behaviors and blood lead levels. J Expo Sci Environ Epidemiol 2007; 17: 47-57.

[22] Calabrese F, Colonna M, Lovisolo P, Parata D, Ratti C. Real-time urban monitoring using cell phones: a case study in Rome. IEEE Trans Intell Transp Syst 2011; 12: 141-151.

[23] Morgan MK, Sheldon LS, Croghan CW, Jones PA, Chuang JC, Wilson NK. An observational study of 127 preschool children at their homes and daycare centers in Ohio: environmental pathways to cis- and trans-permethrin exposure. Environ Res 2007; 104: 266-274.

[24] Weisel CP. Benzene exposure: an overview of monitoring methods and their findings. Chem Biol Interact 2010; 184: 5866.

[25] EPA. US. Exposure factors handbook. Washington, DC: US Environmental Protection Agency; 2011EPA/600/R-09/052F.

[26] Gurunathan S, Robson M, Freeman N, Buckley B, Roy A, Meyer R, et al. Accumulation of chlorpyrifos on residential surfaces and toys accessible to children. Environ Health Perspect 1998; 106: 9-16.

[27] NRC. Measuring lead exposure in infants, children, and other sensitive populations. Washington, DC: The National Academies Press; 1993.

[28] Weisel CP, Zhang J, Turpin B, Morandi M, Colome S, Stock TH, et al. Relationship of Indoor, Outdoor and Personal Air (RIOPA) study: study design, methods and quality assurance/control results. J Expo Anal Environ Epidemiol 2005; 123-137.

[29] Sexton K, Kleffman DE, Callahan MA. An introduction to the National Human Exposure Assessment Survey (NHEXAS) and related phase I field studies. J Expo Anal Environ Epidemiol 1995; 5: 229-232.

[30] Weisel CP, Weiss SH, Tasslimi A, Alimokhtari S, Belby K. Development of a Web-based questionnaire to collect exposure and symptom data in children and adolescents with asthma. Ann Allergy Asthma Immunol 2008; 100: 112-119.

[31] CDC. Third national report on human exposure to environmental chemicals executive summary. Atlanta, GA: Department of Health and Human Services, Centers for Disease Control and Prevention; 2005.

[32] Barr DB, Wang RY, Needham L. Biologic monitoring of exposure to environmental chemicals throughout the life stages: requirements and issues for consideration for the National Children's Study. Environ Health Perspect 2005; 113: 1083-1091.

[33] Weis BK, Balshaw D, Barr JR, Brown D, Ellisman M, Lioy P, et al. Personalized exposure assessment: promising approaches for human environmental health research. Environ Health Perspect 2005; 113: 840-848.

[34] Wallace LA, Pellizzari ED, Hartwell TD, Sparacino C, Whitmore R, Sheldon L, et al. The TEAM (Total Exposure Assessment Methodology) study: personal exposures to toxic substances in air,

drinking water, and breath of 400 residents of New Jersey, North Carolina, and North Dakota. Environ Res 1987; 43: 290-307.

[35] Heinrich J, Holscher B, Seiwert M, Carty CL, Merkel G, Schulz C. Nicotine and cotinine in adults'urine: The German Environmental Survey 1998. J Expo Anal Environ Epidemiol 2005; 15: 74-80.

[36] Hoffmann K, Krause C, Seifert B, Ullrich D. The German Environmental Survey 1990/92 (GerES II): sources of personal exposure to volatile organic compounds. J Expo Anal Environ Epidemiol 2000; 10: 115-125.

[37] Jantunen MJ, Hanninen O, Katsouyanni K, Knoppel H, Kuenzli N, Lebret E, et al. Air pollution exposure in European cities: The "EXPOLIS" Study. J Expo Anal Environ Epidemiol 1998; 8: 495-518.

[38] Pellizzari E, Lioy PJ, Quackenboss J, Whitmore R, Clayton A, Freeman N, et al. Population-based exposure measurements in EPA region 5: a phase I field study in support of the National Human Exposure Assessment Survey. J Expo Anal Environ Epidemiol 1995; 5: 583.

[39] Schreiber JS. An exposure and risk assessment regarding the presence of tetrachlorethene in human breast milk. J Expo Anal Environ Epidemiol 1992; 2: 15-26.

6

暴露源暴露剂量模型

暴露科学旨在将暴露源与暴露剂量相联系，以减少和预防对有害物质的暴露。表达暴露源到暴露剂量的数学关系式对环境和职业健康问题都至关重要。虽然暴露模型或建模系统纷繁复杂，但先前开发的基本数学方程为暴露模型、暴露源到暴露剂量模型和系统奠定了坚实基础，并可用于对各种暴露进行完整的定量分析[1-7]。

公式（2.7）和（2.8）可用于描述或确定一个或多个暴露途径（r）对生物有效暴露剂量的贡献。图 6.1 给出了建立从简单到复杂的暴露模型时应考虑的过程和变量，以及估算暴露和剂量时所需的基本变量和数据。

暴露到剂量的模型需要环境过程的数据，以确定转移至微环境和经由微环境转移的污染物；需要用到人类活动模式，以确定接触的位置和时长；需要生理数据，以确定毒性物质在体内的吸收和分布情况；需要代谢数据，以确定生物半衰期和代谢产物。理想情况下，对暴露建模的个人或群体，存在这些数据；当个人数据不可用时，通常可使用通用数据库。有关不同群体的通用值，可参见美国国家环境保护局（EPA）《暴露因子手册》和其他手册[8-10]。从这些手册获得的数据与被研究人群所需的数据在关键方面必须匹配，这一点非常重要，如年龄、性别、种族及可能的居住地区等信息的匹配。这些通用的数据不是用来取代对研究的个体或群体收集到的数据，而是用于填补数据缺口，以完善对毒性物质外部和内部暴露剂量的估算。这些数据能用于评估出现某一疾病的风险。现有数据库的选择需要进行非常仔细的查看，如果被研究人群的特征与通用数据不能很好地匹配，可能会导致研究结果偏差。依赖现有活动模式数据库来估计群体暴露的模型的例子包括：侧重于饮食暴露途径的 LIFELINETM 模型[10]，多介质、多途径暴露的随机人类暴露与剂量模型（SHEDS 模型）[11]，以及基于一系列个体和人群暴露模型并结合药物代谢动力学来进行计量和风险评估的 MENTOR 模型系统[12]。Lioy 等人对美国国家和各州建立的现有暴露表征数据库的可获得性和效用进行了全面讨论（2009）[13]。

合理构建的模型可提供完整的暴露分布信息，包括平均数（平均值）、中位数（分布中点），以及最大和最小暴露值。美国国家环境保护局及其他政府组织和科研人员已经开发了 Monte Carlo 等诸多统计方法，并将其应用于估计暴露分布，以及潜在的对环境毒性物质长期和短期的暴露剂量[11]。相比"单点"暴露评估，这些方法可以降低预测效果的不确定性。

综上所述，表 6.1 列出了用于检查健康效应的七个步骤或优先顺序[14]。

表 6.1　评估暴露和剂量的整合模型所需的七个基本步骤

1	确定暴露物、介质和暴露途径
2	确定暴露物进入途径和作用靶组织
3	确定每个数据库的不确定性
4	开发暴露物和靶组织的毒代动力学模型
5	开发暴露物在靶组织中发生作用的定量药效学模型
6	设计收集适当暴露数据的策略
7	模型的应用和验证，以估计组织浓度和暴露指数，并分析流行病学数据。

注：细胞、组织所吸收的剂量引起健康效应的优先顺序

前两个步骤确定了模型要考察的问题，第 3 步和第 4 步明确了框架，第 5 步确定与毒性相关的不确定性水平。最后，第 6 步和第 7 步对关注场景用新数据进行暴露表征，并结合到具体的应用中。模型应用的关键部分是对暴露模型输出的信息进行评估。理想情况是同时用内暴露

和外暴露测量值进行验证。值得强调的是，暴露模型要在暴露源到健康影响的框架中提供关键信息。暴露模型的一个优势是能够预测不同的降低暴露途径的潜在效果。根据应用的不同（是进行源头控制或消除，还是减少疾病或提高治疗疾病的有效性），暴露模型中新数据的收集可以降低模型应用（暴露科学向前的风险评估或向后的风险管理中的应用）中的不确定性。

6.1　暴露模型

暴露模型已经从最初环境科学的模型，演变为结合人类行为活动模式来确定与环境毒性物质接触的模型。另外，暴露模型还扩展到包括了药物代谢动力学模型。该模型是制药行业开发出来用以估计身体内部暴露和生物有效剂量的模型。这些暴露模型可以用于确定群体暴露量和个人暴露量。与此同时，暴露模型借用其他领域的工具来评估暴露的各种组分，如环境中污染物的迁移。但是暴露模型包括描述人类活动、行为和生理方面的信息和数学表达来改进环境模型输出。这些对暴露科学的发展至关重要。同时将多个模型整合到一个模型系统中，可以使彼此孤立的模型之间的信息传递实现最大化，从而改进从暴露源到暴露到剂量到疾病的评估（图6.1）。暴露科学中建模的重点，在于了解控制暴露强度和毒性物质接触的时间的机理。

许多模型既可以模拟环境中污染物的处理过程和影响，也提供污染物在介质中随时间变化的浓度信息。这些都是暴露模型所需的初始输入变量。例如，污染源在不同环境介质中的浓度可采用排放模型估计。还有许多模型可以用于解释暴露到健康效应连续体中污染物的迁移、转化和积累部分的物理和化学过程。归趋模型和输移模型可以估计污染物在某个位置某个时间点的浓度。然而如果单独使用，任何一个模型都无法用于暴露估计。因为近距离预测所需考虑的因素与典型离散型模型不同，选择模型时还应考虑到相关源（排放）和关注的人群（群体或个体）之间的距离。暴露模型需要考虑上述的个人或群体的活动、行为和接触时

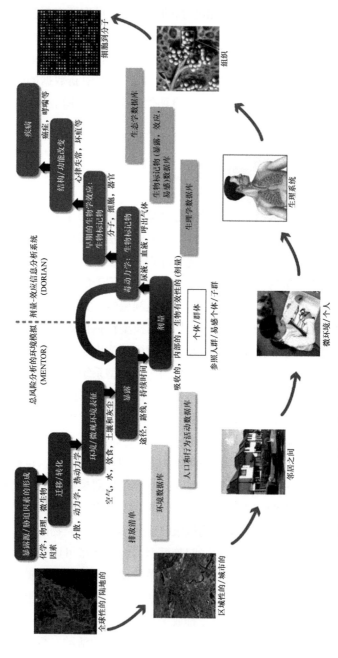

图 6.1 以吸入暴露为例，模拟由暴露引起的人类风险的过程和规模流程图[12]

间的信息来进行暴露估计。随后，可将这些结果与药物代谢动力学模型相关联用于内剂量估算，并与药效动力学模型相结合用于疾病风险预测。

SHED 是美国国家环境保护局开发的首批综合型暴露模型之一[11]。最初，SHED 只是一个吸入途径暴露的模型，现在可用于评估多介质、多路径化学物质的暴露（SHEDS-Multimedia）。SHED 是基于物质的物理特性，并用概率模式对人群暴露进行评估的模型。它可用于研究居住的地方和通过饮食途径暴露的群体聚集暴露（多种化学物质）或累积暴露（单个化学物质，多种途径）问题。近期，美国国家环境保护局采用 SHEDS-Multimedia 模型评估拟除虫菊酯类、有机磷类和氨基甲酸酯类杀虫剂，来满足美国《食品质量保护法》（FQPA）对它们的登记要求。有关介绍 SHEDS-Multimedia 的材料可从美国国家环境保护局获取，该模型还包括 SHEDS-Dietary（由食物经口摄入的暴露）和 SHEDS-Residential（在居住场所的暴露）模块。具体来说，对特定的暴露人群，可通过吸入被污染的空气、接触被污染的表面，以及从食物、饮用水、经手入口、经物入口行为摄入的残留物来估计暴露量。暴露模拟能够预测某个群体的暴露范围，识别关键暴露路径、因素和不确定性，从而提高模型的剂量估算能力。因此，SHEDS 可为特定化学物质（或一组密切相关的化学物质）和特定暴露途径（如吸入室内空气中的挥发性有机物或通过饮食摄入食品中的杀虫剂残留物）提供详细的由源到暴露的估算。

另一个用户导向的暴露模型是 MENTOR 模型，这个模型逐渐演变为开放式"模拟支持系统"，有助于对个体和群体污染物暴露从其多尺度的暴露源到剂量的建模。MENTOR 系统将现有的建模方法和新型建模方法相结合，以理解环境和生物过程[4]。为了满足使用现有数据及内暴露和外暴露的监测数据来表征暴露过程，人们开发了一个新的 MENTOR 系统组件，称之为 PRoTEGE［通过扩展地理信息系统（GIS）来确定毒物暴露的优先级/排序］。PRoTEGE 可根据数据的可用性及流行病学家或风险评估员的需求，来对暴露进行描述或评级。PRoTEGE 利用简化版的 MENTOR 里现有数据和模块进行筛检水平分析。它可以在全美国范围内（或州/特区）对潜在人群暴露进行模拟。模拟他们通过多个途径和路径对多种化学物质及这些化学物质生命周期的各个阶段的暴露[15]。化学物质的生命周期始于它的生产，在各种产品中的使用，到最终释放到环境中。这个模拟过程是利用现有标准数据库中化学物质的性质、生产、使用、排放，以及环境监测网络中的数据来实现的，并结合对特定性别和年龄人群的暴露因子的默认分布来完成暴露评估。与传统的、特定案例的模型如 SHEDS 和 MENTOR 相比，PRoTEGE 能够对大批人群暴露进行快速评估，从而支持多种化学物质的暴露评估对比排序和优先排序，即使在现有数据有限的情况下也可以进行。

用上述模型及其他模型得到的暴露评估可以与药物代谢动力学结合在一起来计算一个暴露剂量。药物代谢动力学过程描述了体内污染物或其代谢物随时间的浓度分布。文献[1,12]中也描述了许多类型的暴露模型，并讨论了它们在特定应用中必须做的假设。

基于计算流体动力学的计算密集型模型，在计算消费品和个人用品在职业环境、家庭、其他密闭室内空间和城市中心排放的化学物质浓度分布方面变得越来越重要。这些模型被用于分析一个有限区域内的流体流动情况，因此特别适合处理城市街渠（两边高楼林立的街道）和工业操作（如无尘室罩）中的空气流动等问题。多种情况下，模型均可以获得近似值。但这些近似值在被接受之前，应通过在研究区域的多个位置的实际测量值来验证。正在进行的研究将研发出能够提高复杂模拟场景（如跨声速流或湍流）精度和速度的软件。这类软件通常通过用于模拟流动条件的风洞试验来进行初始验证。它们在估计吸入暴露方面具有较高的实用性，并可以应用于示踪研究中。2005 年由美国国家环境保护局（EPA）和环境职业健康研究所（EOHSI）负责进行开发的纽约市研究城市疏散项目，就是利用任务模拟研究来提供沿规定路径行走的志愿者的接触数据，进而模拟实验期间和之后的真实空间和时间的暴露情况。该研究的结果将在随后的章节中讨论[16]。

目前正在使用的其他类型的暴露模型借助 GIS 制图和各种回归

（如土地利用回归）及其他统计工具，来估算暴露模型应用区域的空气浓度。人们运用这些方法已经绘制出高度空气污染的位置，其已被用于臭氧和 $PM_{2.5}$ 的大规模群体暴露的评估分析[17]。

参考文献

[1] Duan N. Stochastic microenvironment models for air pollution exposure. J Expo Anal Environ Epidemiol 1991; 1: 235-257.

[2] Lioy PJ, Smith KR. A discussion of exposure science in the 21st century: a vision and a strategy. Environ Health Perspect 2013; 121: 405-409.

[3] Henderson R, Bechtold WE, Bond JA, Sun JD. The use of biological markers in toxicology. Crit Rev Toxicol 1989; 20: 65-82.

[4] Georgopoulos PG, Sasso AF, Isukapalli SS, Lioy PJ, Vallero DA, Okino M, et al. Reconstructing population exposures to environmental chemicals from biomarkers: challenges and opportunities. J Environ Sci Technol 2009; 19: 149-171.

[5] US EPA. Guidelines for exposure assessment. EPA/600/Z-92/001. Washington, DC: U.S. Environmental Protection, Risk Assessment Forum; 1992.

[6] Georgopoulos PG, Wang SW, Georgopoulos IG, Yonone-Lioy MJ, Lioy PJ. Assessment of human exposure to copper: a case study using the NHEXAS database. J Expo Sci Environ Epidemiol 2006; 16: 397-409.

[7] Ott WR. Total human exposure—basic concepts, EPA field studies, and future-research needs. J Air Waste Manage 1990; 40: 966-975.

[8] US EPA. Exposure factors handbook. EPA/600/R-09/052F. Washington, DC: U.S. Environmental Protection Agency; 2011.

[9] US EPA. Acute Exposure Guideline Levels (AEGLS) for Chloroacetone (CAS Reg. No.7895-5). Washington, DC: U.S. Environmental Protection; 2011.

[10] Price PS, Chaisson CF. A conceptual framework for modeling aggregate and cumulative exposures to chemicals. J Expo Anal Environ Epidemiol 2005; 15: 473-481.

[11] US EPA. EPA's Stochastic Human Exposure and Dose Simulation (SHEDS) model. Washington, DC: U.S. Envrionmental Protection Agency; 2012.

[12] Georgopoulos PG, Lioy PJ. From a theoretical framework of human exposure and dose assessment to computational system implementation: the Modeling Environment for Total Risk Studies (MENTOR). J Toxicol Environ Health 2006; 9: 457-483.

[13] Lioy PJ, Isukapalli SS, Trasande L, Thorpe L, Dellarco M, Weisel C, et al. Using national and local extant data to characterize environmental exposures in the National Children's Study: Queens County, New York. Environ Health Perspect 2009; 117: 1494-1504.

[14] Lioy PJ. Exposure science: a view of the past and milestones for the future. Environ Health Perspect 2010; 118: 108190.

[15] Georgopoulos PG, Brinkerhoff CJ, Isukapalli S, Dellarco M, Landrigan PJ, Lioy PJ. A tiered framework for risk-relevant characterization and ranking of chemical exposures: Applications to

the National Children's Study (NCS). Risk Anal 2014 [in press].

[16]   Lioy PJ, Vallero D, Foley G, Georgopoulos P, Heiser J, Watson T, et al. A personal exposure study employing scripted activities and paths in conjunction with atmospheric releases of perfluorocarbon tracers in Manhattan, New York. J Expo Sci Environ Epidemiol 2007; 17: 409-425.

[17]   Maxwell SK, Meliker JR, Goovaerts P. Use of land surface remotely sensed satellite and airborne data for environmental exposure assessment in cancer research. J Expo Sci Environ Epidemiol 2010; 20: 176-185.

7

暴露科学在环境健康科学中的应用

　　暴露是流行病学和风险评估中的一个关键部分，然而在很多情况下暴露被简单地估计，从而导致暴露的错误分类。产生这一问题的一个原因在于一些纵向的研究中很少收集个体的信息。暴露依赖于整个社区中一个或多个变量的分类描述来进行表征，比如人们通常居住的地方或其工作所属的工业类别。许多环境流行病学的综述表明，暴露表征是他们研究设计中的一个薄弱环节[1]。我们可以从氯化作用的副产物与癌症和生殖毒性相联系的实例中看到暴露表征的持续作用。流行病学研究已经发现，暴露于氯化消毒饮用水产生的化合物后会对健康产生不良的影响。初期的一些研究主要采用生态学方法，即根据人群是生活在有氯化消毒饮用水（暴露）的附近或没有氯化消毒饮用水（没有暴露）的地区进行分类。然而，这一方法没有考虑是否在日常生活和烹饪中使用了瓶装水或过滤水，也未考虑自来水的消耗量及被研究人群在工作和经常访问地点的水的消毒情况。此外，水中消毒副产物（disinfection by-products，DBPs）的实际浓度的变化也没有进行测定。下一步的暴露评估包括所摄取的自来水的量。之后的研究包括，进一步检查其他的用水使用情况，如淋浴、盆浴和游泳的持续时间和频率，从而改进经皮肤和吸入的暴露估计。最近的一项研究结合了这些进一步的暴露表征，确定了生殖毒性和暴露（基于总用水量和暴露量）之间的基因-环境关联性[2]。

　　因此，高质量的暴露数据的收集为完成暴露及其对健康影响的分析提供了机会——减少了分析中的不确定性、解释干扰因素，从而确定风险管理和降低暴露的最佳方法。

　　传统的风险评估中暴露评估方法存在一些潜在的问题。首先，暴露评估可能包含许多不正确的假设，其中包括对于质量较差数据或通用数据库的频繁依赖。因为暴露计算所用的暴露接触率和摄入率包括了不确定假设，基于此计算的外部和内部暴露量很不准确。风险评估采用克或毫克数计算每天通过各种途径进入体内的毒物（表1.1）。当用在对污染场地的修复治理时，多种路径和途径的暴露通常用于风险筛选或基线风险评估。这一评估方法可以很好地表征废弃物场所对周围社区的风险。然而在一些情况下，评估依赖于承包商在进行修复调研期间从废弃物和现场介质样本中获得的数据。这些数据需要结合污染场地之外的介质中的数据才能提供全面的调查结果。风险评估者根据美国国家环境保护局（EPA）《暴露指南》的数据完成筛选暴露评估[3]。筛选评估通常只提供污染的程度和范围，不提供暴露的程度。为了用这些数据估计暴露，承包商一般使用假设的个体，让他们在调查区域附近、一定的估计时间内完成假设的活动。这些假设的人群通常包括污染场地外的居民、从事商业活动的工人或商人，在河中游泳或在该场地玩耍的儿童，或在现场或场外完成娱乐活动的人员如狩猎人或钓鱼者。通过假设个人在废物污染现场生活多年来计算得到最大的潜在暴露。如前所述，这些场景预先假设了人们可能做的事情。计算所得的剂量有助于识别风险的主要暴露途径。

　　上述筛选方法的另一个缺点在于暴露是针对单一的毒物，而不是源自废物场所的混合物。在评估混合物中单个有害物质的风险时，需要辨别它们是否具有相同的对于健康影响的作用方式，从而确定是否有风险叠加[3]。某些情况下混合物可能导致较高的风险，而在其他一些情况下可能导致较低的风险。虽然研究文献中已经反复提及混合物的风险评估，但很少被恰当地量化。

　　为降低不确定性，风险评估的置信度需要进行一定程度的验证。在毒性物质侵权诉讼中经常提出研究准确性的问题，要求根据发生接触的可能性对暴露的合理性做出陈述。验证暴露接触的一种方法是通过问卷调查和导致接触事件发生的频率的活动模式数据。例如，每周在污染水域中游泳是否为 2 次或更少？从国家数据库中获取的本地出产食物的食用频率是否高于或低于已知污染区域的食物消费量？[3]其他验证方法包括个人空气监测，自来水样品、淋浴空气样品、灰尘样品的测定，生物监测数据的测量等[1]。但是，如果现场已经被清理或在修复调查期间提供了临时上限，目前的测量结果可能并不反映最高的历史暴露水平，对这些信息需要进行相关性评估。

7.1 影响暴露的混杂因素

除了流行病学和风险评估研究中描述暴露的这些主要变量之外，通常还有一些其他因素会影响有害健康效应。它们包括一些广泛的压力或混杂因素，如遗传、个体、社会或经济因素。与环境和职业暴露相关的因素有环境多态性、财务状况、教育水平、种族、饮食习惯、营养和其他行为因素等。在许多流行病学研究中，目标物被详细检查，但大多数其他来源和暴露则没有很好地表征。一个例外是吸烟，因为已知吸烟是许多疾病的主要危险因素，在获得个人信息或测量时对吸烟通常会有相应的记录。对额外暴露的不充分表征可能会导致暴露估计的偏差或对暴露随机错误分类。如果这些额外暴露（通常称为干扰因素）可以量化，则它们一般可以在统计分析中得到校正。当被评估的暴露和额外的因素之间存在关联时，会产生暴露的偏差错误分类。这种关联会导致暴露和健康效应的关联关系在高暴露对象和低暴露对象中出现差异。所以，除非在分析中考虑额外的因素，否则不可能确定观察到的效应的强弱是源于目标暴露源还是某一额外的因素。例如，所有暴露于甲苯的研究对象也都暴露于苯，并且其中那些未暴露于甲苯的对象也没有暴露于苯，则不可能说明所观察到的健康效应是否与甲苯或苯有关。如果对苯的暴露未进行表征，则健康结果如癌症可能错误地归因于甲苯。当目标暴露源和额外因素之间没有关联时，任何由额外因素导致的不良健康效应都会随机地分布到整个研究群体当中。这会增加不良结果和目标暴露因子之间关联的背景"噪声"。除非能够说明混杂因子对所观察效应的影响，否则不可能根据目标暴露因子和额外暴露因子所产生不良效应的强弱来发现目标暴露因子对健康的影响效应。纠正可能影响健康结果的其他因素作用的一个关键，是识别和量化可能的暴露和其他辅助因子，并将其包括在统计分析中[4]。

7.2 现场研究的新方法和对暴露动态的样本分析

研究人员在纽约曼哈顿完成了一个事先设计的活动模式，并结合惰性全氟碳示踪剂（inter perfluorocarbon tracers，PFT）的释放来进行个体暴露的研究。结果发现示踪物的暴露取决于许多局部变量，如气象学、交通、给定路线的建筑物的几何形状。这一新颖的实验是作为纽约城市分散计划（Urban Dispersion Program，UDP）的一部分进行的。该计划旨在检查从点源释放的空气污染物在平行和垂直方向上的分散情况[5]。模拟的人体暴露实验可以检查人体在空间和时间上对于 PFT 的暴露和接触。潜在的暴露模式是通过观测方法，确定可能导致 PFT 释放点周围高暴露的行人和车辆的交通模式。受过培训的人员完成了设计的活动任务。在 2005 年 3 月一个晴朗的日子，曼哈顿城的麦迪逊广场花园（MSG）附近四个不同位置释放了四个不同的无害的 PFT。PFT 水平通过位于地面和高架位置的各种固定监测器来测量。在 PFT 释放期间和之后，同时对指定活动的人员的暴露也进行了测量。这些参与实验的人员在 MSG 周围大约 5 个街区的范围内遵从特定的线路行走，每条线路与一些通常的活动模式相联系（如人员疏散、离开或接近释放点、紧急救援人员在释放点附近驻留等）（图 7.1）。每个人员都佩戴被动个人监测器，可以探测每个 PFT 的 ppt（1ppt$=10^{-12}$）级的暴露水平，同时设定一段时间以测定步行 10 分钟的平均暴露水平。Lioy 等通过步行街道和时间的信息，确定参加的研究人员需要多长时间可以通过城区，并用这些信息设计了行为活动模式[5]。这些设定的活动模式重复了四次，以检查一天中暴露在时间和空间上的变化。

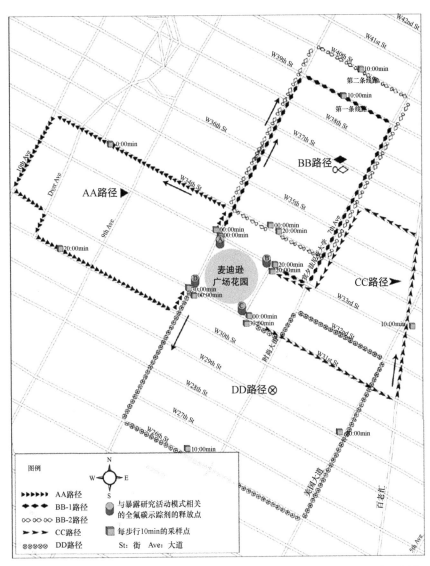

图 7.1 设计的行走路径图，用于评估来自纽约麦迪逊广场花园附近的 4 个不同位置释放的 PFT 的暴露[5]

暴露会受到地面的风速风向、城市地形和市中心人员车辆运行的影响。图7.2显示了沿一条路径的典型暴露水平（图上垂直坐标越高，暴露水平越高）。暴露的数据表明，局部的情况显著地影响了每个示踪剂的分布和随后的暴露，并且产生了一些显著的高PFT暴露区（热点），而这些热点并不容易被单个的固定监测器所测定。该研究提供了新的方法来模拟个体与空气污染物的接触，并可以确定热点的位置和潜在的高暴露。关于实际暴露模式的知识有助于进行流行病学的病例-对照或队列研究。预想的暴露研究可以围绕感兴趣的暴露源和具有明确来源和排放特性的指示性化合物进行设计。这些暴露研究也受益于连续测量污染物的传感器的使用，这些传感器可以为人们更好地了

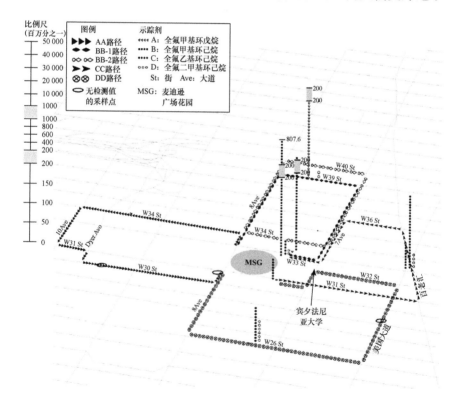

图7.2　纽约麦迪逊广场花园附近4个地区与设计的行走路径附近的PFT暴露水平，用于分析麦迪逊广场花园周边的PFT释放影响[5]

解释放污染物的时间和空间分布提供帮助。

7.2.1 地理信息系统（GIS）、全球定位系统（GPS）和传感器

很多新的工具正在被开发，这些工具将有效地提高通过一种或多种途径进入体内的暴露的测量和表征。其中一些工具可以对污染水平进行连续地测定，而另外一些则可以跟踪人体的活动。这些工具可以提供以分钟为尺度范围的急性暴露信息，从而确定暴露峰值。包括卫星传感器在内的遥感技术已经被使用多年，并正在应用于确定人群和全球范围内的气体和颗粒物污染水平的绘制[1,6]。土地使用和水资源污染物的分布图已经绘制完成。高光谱影像技术通过合适的光谱性质来确定污染物，这些光谱特征可以作为毒性物质的指示剂。这些地图提供了物质空间分布和可能的随时间移动和衰减的特征。研究人员已经开始使用个体检测传感器（即个人监测器）寻找一些与空气污染物接触的更精细的模式，从而可以验证地图中子网格上（小范围上）的数据[1]。

GPS 被用于各种目的情况下的个体定位跟踪，包括安全和监督。GPS 跟踪在暴露科学研究中有巨大的潜力，它可以对研究对象的位置及潜在接触源的排放进行持续跟踪。GPS 被成功地运用于许多研究当中，并且有望建立起基于时间的暴露地理暴露。

GPS 还可以与行为日志相联系，通过将日志中记载的活动与位置相匹配从而减少不确定性[7-13]。然而关键的问题是如何把这些数据更好地运用到流行病学和风险管理的活动中去。使用 GPS 定义个体的暴露可以进一步提高暴露-剂量关系的表征。与此相似，GIS 绘图已经开始为绘制公路、地形和城市化特征、人口密度、水体、点源和面源及交通地图等提供地理空间数据。这其中的一些地图可以被覆盖，从而为差异暴露的存在提供假设。GIS 的缺点在于大多数情况下数据不是实时的，这妨碍了暴露随时间变化的关系的建立。有些历史照片在网上能够找到，它们可以与 GIS 地图绘制工具并行检查，来查看所有的上述信息随时间的长期变化。

7.3   世贸中心（WTC）和应急响应 / 军事

"9·11"世界贸易中心（简称世贸中心，WTC）的袭击事件向环境健康界提出了急性暴露的警示。急性暴露引起的不良健康效应在 20 世纪 50 年代司空见惯，如伦敦和匹兹堡的大雾[35]。尽管世贸中心袭击案是一个急性事件，但它与恐怖袭击所造成的不同暴露类别均有关联。还有其他这样的例子，如东京地铁沙林毒气事件和一战中芥子气的使用。世贸中心袭击事件说明了我们在暴露表征能力的薄弱。图 1.1 展示了一个始于暴露源，并从暴露源到健康效应的所需过程。虽然 WTC 事件中的暴露源和释放很容易识别，但暴露的表征是复杂的。两架装满航空燃料的商用飞机撞击了大厦并致使其倒塌。在坍塌过程中，数百万吨水泥和其他建筑材料、办公家具、个人 / 工作用品和当时在楼内的人顷刻间化为尘埃，并引发了 2001 年 9 月 11～12 号失控的大火。在最初的响应中，采集空气样本以迅速对释放进行暴露表征并未被列入优先考虑的行动中。此外，由于释放的强度及电力供应的缺乏，传统的空气采样装置在此并无用处。因此，在袭击发生后的几天内所进行的环境和暴露的测量非常少。相反，很多人暴露在了材料燃烧释放出的或污染物表面重新悬浮起来的烟雾和粉尘当中。最初的监测中进行了石棉的检测，这在事后看来并不是急性暴露最为担心的毒性物质[14]。WTC 事件的粉尘最终由美国地质调查局（United States Geological Survey，USGS）、环境和职业健康研究所（Environmental and Occupational Health Sciences Institute，EOHSI）和纽约大学（New York University，NYU）进行采集，目的是确定粉尘里含有什么，从而确定是否需要关注急性或长期的接触可能导致的健康风险——这是暴露表征中前瞻性的应用——在暴露健康连续图的左侧[15-17]。

分析的结果不同寻常，大颗粒占了绝大多数（>95%），pH 在 9 以上（腐蚀性），粉尘中主要是玻璃纤维、水泥、渣棉和其他在粉尘里寻常可见的材料（见第 5 章）[15]。因此这不是典型的粉尘，也不具有典型的粒径尺寸分布，大多数的颗粒直径大于 10μm。这一点在之后帮助解释了渐渐出现的健康问题。但在当时却并没有改变监测策略，在接下来的几个月内也仅限于测定细颗粒物（PM$_{2.5}$）。随后，如同很多医生在此急性暴露事件后的工作一样，医生们，包括纽约消防局（NYFD）的 David Prezant 医生和西奈山医学院的研究人员确定了这个最终被命名为 WTC 咳嗽的实质。WTC 咳嗽绝大多数发生在袭击发生后的最初 1~2 天内到达现场的没有穿戴呼吸防护装备的救援人员身上。因此，在暴露健康连续图（图 1.1）的右侧，研究人员开始采集临床和工作活动状况的信息。急性的健康响应可以通过最初几天的高度暴露而被预见。最终，暴露健康连续图的左侧和右侧通过暴露科学连接起来。经确认，WTC 咳嗽很可能是由于上呼吸道受到了大颗粒物、玻璃纤维和不明高浓度气体的急性暴露刺激所致[18,19]。纽约消防局的生物监测数据用于排除人们所担心的暴露物质，而非用于鉴定暴露（由于样品中不存在典型毒性物质和它们的代谢物）[18]。

今天，社区暴露的测量仍然不是常规应急响应的组成部分，但至少很多警员因害怕含有放射性物质的炸弹，而佩戴了便携式和实时放射监测器。Vallero 和 Lioy 开发了相关的数学模型，这些模型可以在灾难性事件发生后的 5R（营救 rescue，恢复 recovery，重入 reentry，再建 reconstruction，复原 rehabilitation）时间段内确定何时采用何种暴露表征的策略对暴露进行定义[20]。此外，军方也已经看到了在非战时情况下进行暴露表征的需求[1,21]。新的外部传感器和生物监测程序以及内标记物和外标记物的开发也将进一步增强暴露的评估。

7.4 饮用水

对饮用、个人卫生和家庭使用来说，清洁的水对维护健康非常关键。给家庭提供清洁的自来水需要纯净的水源，一般是地下水，或者对水进行净化，特别是要去除微生物。水处理一般是针对地表水，在美国和很多发达国家，地表水是主要的水源。一般的水处理是用化学消毒剂来减少微生物的污染。最常用的消毒剂是含氯化合物，这些物质除了杀灭微生物外，还会氧化水中的有机物，产生存在着健康风险的消毒副产物（DBPs）[22]。所以风险评估时，需要平衡暴露饮用水中微生物的风险和暴露水中化学制剂可能产生的风险。化学污染物（如亚洲地区的砷，工业倾泻物）以及从天然矿物质形成和人类活动中来的放射性物质都会污染水源。确定污染风险的一个关键部分是对自来水中的这些因子进行暴露表征。这就需要了解配水系统中化学和生物试剂随空间和时间的变化，家中的自来水是如何使用，以及居住区内其他人员使用自来水的活动模式，在哪里用水。水可以被饮用（经口摄入暴露），用来清洗/沐浴（皮肤和吸入暴露），加热后会释放挥发性污染物（吸入暴露）和气溶胶化（吸入暴露）。回到图 1.1，其源头是自来水供应商，如城市供水机构或私人水井。

对用于公共健康保护和流行病学研究的饮用水的污染物暴露估算，已经从对社区供水中受监管的化学和生物因子的常规监测的简单暴露表征，发展到对配水系统的水流的详细模型，将系统中污染物浓度的测量和个体用水模式特征及活动行为结合，并利用生物标记测量来验证暴露[23]。在测定通过水传播的污染物暴露过程中，必须确定所关注人群和物质的潜在暴露途径。自来水的消耗量在不同的人群、地区、活动水平、孕期/哺乳期和年龄会有变化，如根据单位体重，年轻人的喝水速度更快，在炎热/干燥地区生活的人群会摄取更多的液体，疲劳也会增加液体的摄入。喝经过过滤的自来水或瓶装水可以降低暴露污染物的水平。但自来水也被用来制备食物、风味饮料和热饮，所以仅用喝白水的量来估计会低估对污染物的暴露。水的使用（如淋浴、洗澡、清洁、碗碟清洗、洗衣机、冲厕所和加湿器等）会在室内空气中释放水中的挥发性和非挥发性的污染物[24,25]。与这些排放距离最近的个体受暴露量最高。这一暴露途径对于挥发性的化合物非常重要，其释放的程度与亨利常数相关。亨利常数描述了化合物在液相和气相间的分配。在某些特殊的情况下，非挥发性物质可以气溶胶的形式得以暴露，但绝大部分的剂量评估都表明饮食摄入是对水中非挥发性污染物的主要暴露途径。虽然不常见，但单一的微生物可以引起疾病，所以雾化的水滴也可以是供水系统中导致呼吸道感染的一个重要因素。由于自来水被用来洗澡和冲淋，所以水中的脂溶性化合物会经由皮肤被吸收。皮肤吸收这些化合物的程度会因肥皂和香波中的表面活性剂情况而改变[26]。

水中污染物多种多样，它们可以通过水源进入（如砷、氡、病原微生物，人为产生的化学物质如溶剂和汽油等）人体，可以通过配水系统进入（如消毒副产物）人体，也可以通过家中的水管进入（如铅、镉等）人体。所以在研究某一个体或人群的暴露时，了解哪个（哪些）步骤控制或决定污染物的浓度非常重要。一个新的关注的问题是废弃药物数量的增加及其可能对生态系统的影响。地下水中废弃药物水平的上升，会成为孕妇和婴儿（用自来水泡奶粉）的一个重要暴露源。城市中主要的供水系统（依赖于地表水水源）基本上都通过加入氯来消毒，以减少水传播性疾病，这已经成为一个主要的有益于公共健康的方法。但同时，消毒剂氯会导致一些有害健康的消毒副产物的形成，包括一些诱发致畸和致癌的物质。因此需要持续评估对水中病原性微生物的暴露以保证对耐受性菌株的抑制和充分消毒，确保对生物性和化学性暴露风险的控制。两类主要的消毒副产物三卤甲烷和卤乙酸都已被法规管制，通过监测、建模及生物标记物测定对它们多途径的暴露进行评估。由于必须确保维持自来水的消毒能力直至其进入家庭，所以在配水系统中都将保留消毒剂的残留。消毒副产物会在整个配水系统中不断产生，进入家庭后通过水加热系统也可产生，从而导致用同一个供水系统的个体也会有不同的暴露。由于水源中有机物的承载量随季节而变化，所以消毒剂所需的量及产生的副产物水平也会随之变动。为了达到法规要求并降低这些被管理的副产物的暴露水平，人们也开始尝试改变消毒剂的种类。然而，这些改变导致了其他副产物的产生，并可能使残留消毒能力不足（如臭氧），或者由于 pH 的改变引起管道中铅的浸出。

在血液、呼吸和尿液中测定的消毒副产物及其代谢物的人体内部浓度，结合其在水中测定的外部浓度，可帮助确定暴露模型中的暴露，从而了解长期和短期的暴露情况。在对个体和群体的风险评估或流行病学的设计研究中，需要考虑个体实际取用水的方式和地点，并且要结合人体新陈代谢和基因敏感性的差别。

7.5 暴露科学中的暴露组学在风险评估中的应用

暴露科学的进展为减小毒性物质暴露源到健康效应关系的不确定性创造了机会。这在图 1.1 的概念框架范围内引入了新的调查研究方法的分支。一个值得注意的概念是暴露组学。这一概念最早由 Wild[27] 在 2005 年作为基因组学的一个补充提出。

根据 Wild 的概念，暴露组学被定义为从胎儿阶段开始的整个生命阶段的环境暴露（包括了生活方式的因素）。其所述的暴露包括了环境来源、职业来源以及影响健康（炎症和感染）内在标记物的暴露[28]。这一方法主要集中在图 1.1 的右半部分，并包括了对每个个体暴露组表征进行测量。Rappaport 所描述的暴露组学是一个"由上至下"的解决环境和职业疾病的方法。它的一个主要目标是采用"组学"的方法，测量生物样本中人体暴露的各组分。新的技术使得各种测量成为可能，但仍需更好地定义、定量组学标记物，改进对数据的解释。由于下述原因研究方法需要进一步提高：①内在的生物标记物因为个体年龄及其经历新的暴露等因素具有高度的动态变异性；②健康效应会随遗传的差异而不同；③单一化合物与多个化合物作用不同；④和急性暴露一样，慢性暴露也需要加以考虑。其指导思想是暴露组学的方法可以用于以下假设：

1. 确定对个体健康产生影响的特定或一系列的暴露；
2. 为高通量筛选提供特异性标记物；
3. 确定外部和内部的暴露源。

然而有意思的是第 3 点中所述的外部暴露显然超出了目前定义的组学的范围和组学测定技术能力。如图 1.1 所示，成功的假设需要了解位于图示系统左侧的外部暴露的测量。从暴露组学概念在将来的实用性和有效性考虑，必须将"自下而上"（外部暴露）的方法和"自上而下"（内部暴露）的方法相结合，从而理解暴露并减少暴露[29]。任何重大的

进展都需要通过内暴露标记物和外暴露标记物的共同验证。Brunekreef
在最近的评论中指出[30]，"当暴露科学可以帮助识别哪个外部和内部标
记最重要时，公共健康将受益最大"，它也可以成功地干预和减轻对个
体的这些暴露，并防止它们在其他人群中发生。

　　暴露科学不断开发用于验证和标准化组学方法所需的实验工具，
从而使其能够将外部标记物（如传感器）和内部标记物（如污染物和
代谢水平）进行结合，包括开展环境广泛关联性研究（Environment
Wide Association Studies，EWAS）在内的各项积极措施目前正在开展
中。EWAS 专注于在流行病学研究中寻找环境因素和疾病之间的相关
性。"芯片"和标准化生物检测方法的有效使用有助于广泛调查这些因
素，通过建立模型去评估大范围的与疾病相关的环境因素的影响来检
验假设。EWAS 是对全基因组关联分析（Gene-Wide Association Study，
GWAS）的补充，后者用基因组项目的信息将流行病学重点放在疾病的
遗传决定因素上。因为大多数的疾病都是由环境和遗传引起的[31]，所
以两者（GWAS 和 EWAS）都是了解疾病变异性所必需的。根据 Wild
的观点，需要回答的问题是，转录组学、蛋白质组学及代谢组学等新的
组学技术能否解开环境暴露评估中的疑问[31]。他指出，如果 mRNA、蛋
白质和代谢物的水平改变与特定暴露有关，那么组学的用途将被证实。
然后需要评估其结果是否比现有的表征外部或内部暴露量变化的技术更
具结论性或准确性。该方法应包括①特定的或一般的生物标记物，②传
感器技术，③便携式和计算机技术（照相机），以及④提高内部标记物和
外部标记物之间的关联性。幸运的是，在某些情况下，信息学工具可能
会帮助整合和解释使用各种内部和外部暴露标记物所获得的结果。

　　今后，该研究领域必须着眼于更好的干预和 / 或预防以实现减轻疾
病负担和改善公共健康的目标。

7.5.1　暴露组学和暴露科学的总结

　　如果仔细回顾暴露组学的概念，它实际上是对 Ott 最初提出的观
点的重新表述，即暴露是一种受体导向的科学。主要的区别在于，由

Rappaport[32] 提出的暴露组学主要关注生物标记物的测定，而 Ott 关于受体的概念是指人体的外部边界[33]。两者都接受了总体暴露的思想，暴露组学考虑了生命周期内的所有暴露途径，Ott 的方法则建议测定多个时间段和空间中的接触。Lioy[34] 提出了两种方法之间的进一步联系，即暴露的测量必须和急性或慢性的生物效应相联系，并且考虑暴露和结果之间的时间关系。正如在连续体中所强调的，需要数据来贯通我们对暴露源和健康结果之间关系的理解。暴露组学的应用需要有密集的生活方式和行为的相关信息，当仅有少量的组学数据时，就给概念最早的支持者们提出了一个巨大的挑战。Wild[31] 在 2012 年修改了他对暴露组学最初的想法，指出暴露组学需要扩展暴露指标，推荐通过问卷调查的方式来获得这些信息。暴露科学的研究发现，单单用问卷的方式并不足以真正解决问题。暴露组学可以通过在多个层次上将内部和外部的暴露标记物关联起来，暴露组学才有希望将暴露源和健康结果联系起来。

参考文献

[1]   NRC. Exposure science in the 21st century: a vision and a strategy. Washington, DC: The National Academies Press; 2012.

[2]   Villanueva CM, Cantor KP, Grimalt JO, Malats N, Silverman D, Tardon A, et al. Bladder cancer and exposure to water disinfection by-products through ingestion, bathing, showering, and swimming in pools. Am J Epidemiol 2007; 165: 148-156.

[3]   US EPA. Guidelines for exposure assessment. EPA/600/Z-92/001. Washington, DC: US Environmental Protection, Risk Assessment Forum; 1992.

[4]   Rothman KJ, Greenland S, Lash TL. Modern epidemiology. 3rd ed. Philadelphia, PA: Lippincott, Williams & Wilkins; 2008.

[5]   Lioy PJ, Vallero D, Foley G, Georgopoulos P, Heiser J, Watson T, et al. A personal exposure study employing scripted activities and paths in conjunction with atmospheric releases of perfluorocarbon tracers in Manhattan, New York. J Expo Sci Environ Epidemiol 2007; 17: 409-425.

[6]   Maxwell SK, Meliker JR, Goovaerts P. Use of land surface remotely sensed satellite and airborne data for environmental exposure assessment in cancer research. J Expo Sci Environ Epidemiol 2010; 20: 176-185.

[7]   Calabrese F, Colonna M, Lovisolo P, Parata D, Ratti C. Real-time urban monitoring using cell phones: a case study in Rome. IEEE Trans Intell Trans Syst 2011; 12: 141-151.

[8]   Briggs D. The role of GIS: coping with space (and time) in air pollution exposure assessment. J Toxicol Environ Health 2005; 68: 1243-1261.

[9] Cheng C, Tsow F, Campbell KD, Iglesias R, Forzani E, Nongjian T. A wireless hybrid chemical sensor for detection of environmental volatile organic compounds. IEEE Sens J 2013; 13: 1748-1755.

[10] Elgethun K, Yost MG, Fitzpatrick CT, Nyerges TL, Fenske RA. Comparison of global positioning system (GPS) tracking and parent-report diaries to characterize children's timelocation patterns. J Expo Sci Environ Epidemiol 2007; 17: 196-206.

[11] Engel-Cox JA, Hoff RM, Rogers R, Dimmick F, Rush AC, Szykman JJ, et al. Integrating lidar and satellite optical depth with ambient monitoring for 3-dimensional particulate characterization. Atmos Environ 2006; 40: 8056-8067.

[12] Royster MO, Hilborn ED, Barr D, Carty CL, Rhoney S, Walsh D. A pilot study of global positioning system/geographical information system measurement of residential proximity to agricultural fields and urinary organophosphate metabolite concentrations in toddlers. J Expo Anal Environ Epidemiol 2002; 12: 433-440.

[13] Schwab M, Terblanche AP, Spengler JD. Self-reported exertion levels on time/activity diaries: application to exposure assessment. J Expo Anal Environ Epidemiol 1991; 1: 339-356.

[14] US EPA. Mapping the spatial extent of the ground dust/debris from the World Trade Center building. EPA 600/R-03/018. 12/2005, nepis.epa.gov/Exe/ZyPURL.cgi? Dockey=P100BHBE.TXT [accessed 14.10.2013] .

[15] Lioy PJ, Weisel CP, Millette JR, Eisenreich S, Vallero D, Offenberg J, et al. Characterization of the dust/smoke aerosol that settled east of the World Trade Center (WTC) in lower Manhattan after the collapse of the WTC 11 September 2001. Environ Health Perspect 2002; 110: 703-714.

[16] Lioy PJ, Pellizzari E, Prezant D. The World Trade Center aftermath and its effects on health: understanding and learning through human-exposure science. Environ Sci Technol 2006; 40: 6876-6885.

[17] US GAO. Emergency management: observations on DHS's preparedness for catastrophic disasters. GAO-08-868T, 2008.

[18] Prezant DJ, Weiden M, Banauch GI, McGuinness G, Rom WN, Aldrich TK, et al. Cough and bronchial responsiveness in firefighters at the World Trade Center site. N Engl J Med 2002; 347: 806-815.

[19] Webber MP, Gustave J, Lee R, Niles JK, Kelly K, Cohen HW, et al. Trends in respiratory symptoms of firefighters exposed to the World Trade Center disaster: 2001-2005. Environ Health Perspect 2009; 117: 975-980.

[20] Vallero D, Lioy PJ. The 5-R's: reliable post-disaster exposure assessment. Leadership Manage Eng 2012; 12: 247-253.

[21] Lioy PJ. Exposure science for terrorist attacks and theaters of military conflict: minimizing contact with toxicants. Mil Med 2011; 176: 71-76.

[22] Hrudey SE. Chlorination disinfection by-products, public health risk tradeoffs and me. Water Res 2009; 43: 2057-2092.

[23] Nieuwenhuijsen MJ, Toledano MB, Elliott P. Uptake of chlorination disinfection by-products; a review and a discussion of its implications for exposure assessment in epidemiological studies. J Expo Anal Environ Epidemiol 2000; 10: 586-599.

[24] Olson DA, Corsi RL. In-home formation and emissions of trihalomethanes: the role of residential dishwashers. J Expo Anal Environ Epidemiol 2004; 14: 109-119.

[25] Jo WK, Weisel CP, Lioy PJ. Chloroform exposure and the health risk associated with multiple uses

of chlorinated tap water. Risk Anal 1990; 10: 581-585.

[26] Trabaris M, Laskin JD, Weisel CP. Effects of temperature, surfactants and skin location on the dermal penetration of haloacetonitriles and chloral hydrate. J Expo Sci Environ Epidemiol 2012; 22: 393-397.

[27] Wild CP. Complementing the genome with an "exposome" : the outstanding challenge of environmental exposure measurement in molecular epidemiology. Cancer Epidemiol Biomarkers Prev 2005; 14: 1847-1850.

[28] Rappaport SM, Smith MT. Environment and disease risks. Science 2010; 330: 460-461.

[29] Lioy PJ, Rappaport SM. Exposure science and the exposome: an opportunity for coherence in the environmental health sciences. Environ Health Perspect 2011; 119: A466-467.

[30] Brunekreef B. Exposure science, the exposome, and public health. Environ Mol Mutagen. 2013; 54: 596-598.

[31] Wild CP. The exposome: from concept to utility. Int J Epidemiol 2012; 41: 24-32.

[32] Rappaport SM. Implications of the exposome for exposure science. J Expo Sci Environ Epidemiol 2011; 21: 5-9.

[33] Ott W, Steinemann AC, Wallace LA. Exposure analysis. Boca Raton, FL: CRC Taylor & Francis; 2007.

[34] Lioy PJ. Exposure science: a view of the past and milestones for the future. Environ Health Perspect 2010; 118: 1081-1090.

[35] Vallero D. Fundamentals of air pollution. 4th ed. Burlington, MA: Academic Press; 2008.

暴露概念表达相关的通用术语

本部分内容由参考文献［1］改编并补充。

吸收屏障（Absorption Barrier） 任何可以延缓污染物进入靶标速率的表面，如皮肤、呼吸道黏膜和胃肠道壁（参见暴露表面）。

行为模式数据（Activity Pattern Data） 暴露评估中需要了解的人类活动的信息。这些信息包括对活动、活动频率、活动持续时间，以及发生活动的微环境的描述。

急性暴露（Acute Exposure） 发生于试剂和靶标之间短时间内的接触，通常少于一天（也称为"短期暴露"或"单次剂量"）。

试剂（Agent） 与靶标接触的一种化学的、生物的或物理的物质。

背景水平（Background Level） 在未受到被评估的污染源影响的前提下，污染物在环境介质（如水、土壤）中的量。背景水平可以是自然的情况，也可能是人类活动的结果。（注：自然背景是指物质在自然情况下在介质中的浓度，或者是未受人类活动影响的浓度）

生物可利用率（Bioavailability） 物质可被生物体吸收的速率和程度。被吸收的物质可被代谢或与生物上非常重要的接受体相互作用。生物可利用率涉及从介质中释放（如果有的话）和被生物体吸收这两个过程。

边界估算（Bounding Estimate） 对暴露、剂量和风险估计的最高值，该值高于被评估人群中具最大的暴露、剂量或风险的值。边界估算有助于提出以下声明，"暴露、剂量或风险不高于估算值"。

慢性暴露（Chronic Exposure） 物质和靶标之间的连续或间歇

性的长时间接触（也称为"长期暴露"）。

接触体积（Contact Volume）　　与暴露表面接触的物质的体积。

剂量率（Dose Rate）　　在作用部位上单位时间内的剂量。

暴露评估（Exposure Assessment）　　估计或测定物质暴露的强度、频率和持续时间以及暴露人群数量和特征的过程。理想情况下，暴露评估会描述暴露的来源、途径和不确定性。

暴露浓度（Exposure Concentration）　　取决于介质，暴露浓度可以由质量除以接触体积计算获得，或是通过计算质量除以接触体积的质量获得。

暴露持续时间（Exposure Duration）　　物质和靶标之间发生连续或间歇接触的时间长度。例如，一个人每天接触 10min，一年内接触 300 天，则接触时间为 1 年。

暴露负荷（Exposure Loading）　　暴露质量除以暴露表面积。例如，经皮暴露可以通过皮肤擦拭样品来测定，则暴露负荷可以用残留物质量除以皮肤表面积来表达。

暴露质量（Exposure Mass）　　接触体积中试剂的量。例如，通过皮肤擦拭样品收集整个暴露表面的残留物总量即为暴露质量。

暴露模型（Exposure Model）　　对暴露接触过程的概念或数学表达。

暴露期（Exposure Period）　　污染物和靶标接触的时间。

暴露场景（Exposure Scenario）　　用事实、假设和推论来定义不同情形下潜在的接触和暴露，可能包括来源、暴露人群、暴露的时间、微环境和活动。暴露评估者通常用建立场景来帮助暴露估计。

暴露表面（Exposure Surface）　　有暴露物质存在的靶标表面。例如，外部暴露表面包括眼球的外部、皮肤表面以及鼻子和张开的嘴巴的概念性的表面。内部暴露表面包括胃肠道、呼吸道和尿道黏膜。当暴露表面越来越小时，极端情况是成为一个"暴露点"。

介质（Medium）　　包含或围绕化学物质周围的空气、水、土壤、食物和消费品。

异食癖（Pica）　一种以故意摄取非营养物质为特征的行为，如摄食土壤。

源（Source）　可释放某种物质，或者提供可进行化学转化的前体，从而产生次生物质而导致接触和暴露。

胁迫力（Stressor）　可以调节生物体的正常功能或诱导不良反应的任何实体、刺激或状况（如药物、食物缺乏、干旱）。

亚慢性暴露（Subchronic Exposure）　物质和靶标接触的时间介于急性暴露和慢性暴露之间（也称为"短于寿命时间的暴露"）。

靶标（Target）　任何接受暴露或剂量的生物实体。

时间平均暴露（Time-Averaged Exposure）　时间积分的总暴露量除以暴露持续的时间，对应相关的急性或慢性的生物效应。

时间积分的总暴露（Time-Integrated Exposure）　可以接触的物质浓度随暴露持续时间积分得到的总暴露量。

时间谱图（Time Profile）　一段时间内的即时值的连续记录（如暴露量、剂量、介质摄入率）。

摄入（吸收或吸附）[Uptake（Absorption or Adsorption）]　在吸收之前，物质穿过吸收屏障或在屏障上沉积的过程。

参考文献

[1]　Zartarian V, Bahadori T, McKone TE. Adoption of an offical ISEA glossary. J Exposure Anal Environ Epidemiol 2005; 15: 1_5.

暴露科学的常见问题

1. 除了特定介质中污染物的浓度外，影响人类暴露的主要因素是什么？

2. 说出最早证明暴露与人类健康之间关系的一位科学家。

3. 在特定介质中污染物的生物可利用率如何影响人体暴露？

4. 聚集暴露和累积暴露有什么区别？

5. 最初用于描述暴露的数学表达有什么问题？这个问题又是如何解决的？

6. 请举一个通过经皮、吸入和摄入暴露对人体健康产生影响的例子。

7. 将"暴露组"概念纳入到暴露科学中有哪些挑战？

8. "微环境"与个人暴露监测有什么区别？

9. 生物标记物与内部暴露标记物有什么关系？

10. 外暴露和内暴露标记物之间有什么区别？为什么它们对于理解这个领域的基本原理和应用都非常重要？

11. 为什么了解多途径人体暴露对于评价铅污染和铅排放对儿童血铅水平的影响非常重要？

12. 关于人体暴露的第一个综合性研究是什么？这项研究的目的是什么？

13. 人体暴露建模的主要目的是什么？ 如何利用随机人体暴露和计量模拟模型（SHEDS）来了解人体暴露问题？

14. 屋内灰尘在对半挥发性化合物（如杀虫剂）的暴露分析中起什

么作用?

15. 讨论接近暴露源对暴露量的相对影响。

16. 如何将问卷数据用在暴露表征上? 讨论一下用于暴露评估的问卷调查问题在设计上需要考虑哪些因素?

17. 在确定社区暴露于来自危险废物处理厂的毒物时有哪些考虑因素?

18. 你从这本书中学到的有关暴露科学的主要知识是什么? 它将如何帮助你更好地解决人类的环境健康问题?

索　引